こどもの
外科救急

編 著 鉄原健一
福岡市立こども病院 集中治療科

謹 告

本書に記載されている事項に関しては，発行時点における最新の情報に基づき，正確を期するよう，著者・出版社は最善の努力を払っております。しかし，医学・医療は日進月歩であり，記載された内容が正確かつ完全であると保証するものではありません。したがって，実際，診断・治療等を行うにあたっては，読者ご自身で細心の注意を払われるようお願いいたします。

本書に記載されている事項が，その後の医学・医療の進歩により本書発行後に変更された場合，その診断法・治療法・医薬品・検査法・疾患への適応等による不測の事故に対して，著者ならびに出版社は，その責を負いかねますのでご了承下さい。

序文

小児のケガ，自信を持って診られますか？
小児のヤケド，薬物中毒，異物誤飲はいかがでしょうか？

「成人の外因系なら診られるけど小児はちょっと……」「小児の内科系ならいいけど外因系はちょっと……」と，どちらかは得意でも"小児×外因系（外傷，熱傷，中毒，異物など）"になると気が引けてしまうこと，あると思います。

「こどもはおとなのミニチュアではない」と言われますが，こどももおとなも同じ「人」です。外因系も基本的には同じであり，どこが違うかを意識することが苦手を脱却するひとつの方法だと思っています。一方で，外因系の多くは専門家による専門的な処置は不要です。困っているこども・家族をまずは診て，できることはないかを考えることが大事だと思います。できることはあります。

本書は，救急医，小児科医だけでなく，小児の外因系を診る機会のある，あらゆる方を対象にしています。執筆陣は小児の救急診療の最前線で奮闘されている方ばかりです。

総論は疫学から始まります。救急外来での外因系の頻度，内訳，専門家の対応はどれくらい必要なのか？（☞総論1）　小児の外傷でJATECってどうなの？（☞総論2）　処置の際，少しでもこどもたちのつらい思いを減らすには？（☞総論5）　内因系でもそうですが，小児ではあらゆる訴えで虐待を鑑別に挙げる必要があります。（☞総論7）　事故は起こってからでは遅く，発達段階に応じた事故の予防が大事です。（☞総論8）

各論については，まずは模擬症例を呈示しました。自分ならどうするかなと考えてみてください。その上で，小児と成人との違い，診療のコツ，ピットフォール，患者さん・ご家族への説明のポイントと読み進めてください。診療については，エビデンスはもちろん，実践を通して各著者が持っている「コツ」も伝授頂きました。どこまで診ることができるのかは，診療のセッティングや医師のスキルにより異なりますが，専門家へのコンサルトのタイミングを目安として記載しています。

最後に，たくさんの知恵をくださった著者のみなさま，そして，いつも僕に学びと元気を与えてくださるたくさんの患者さんたちに，とんでもなく感謝しています。

こどもと家族のHAPPYのために。
そして，すべてのひとが笑顔になる世の中が来ることを願って。

鉄原健一

Contents

I 総論 「小児はニガテ…」な人も知っておきたいアレコレ

1	小児の外因の疫学	1
2	小児のJATECと実臨床との架け橋	8
3	創処置（評価，鎮痛，洗浄，縫合の適応・方法・コツ）	14
4	創処置（縫合以外）	20
	コラム 軟膏について	32
	コラム LET（リドカイン，エピネフリン，テトラカインの合剤）	33
5	鎮静・鎮痛	34
6	輸血	44
7	虐待への配慮	51
	コラム 「CHILD ABUSE」	55
	コラム マルトリートメント（不適切な養育）	55
8	事故予防	56

Ⅱ 各論 ちょっと迷う場合はこうする！

1	頭部外傷	65
2	顔面外傷	81
3	眼，耳，鼻外傷	88
4	口腔内外傷	98
5	胸部外傷	108
6	腹部外傷	117
7	陰部外傷	125
8	上肢外傷	130
9	下肢外傷	138
10	薬物中毒	147
11	家庭内薬品誤飲・中毒	154
12	熱傷	159
13	異物（消化管）	169
14	異物（呼吸器）	177
15	異物（耳，鼻）	185
16	熱中症	192
17	動物咬傷	198
	索引	206

執筆者一覧

編者

鉄原健一	福岡市立こども病院 集中治療科

執筆者(執筆順)

富田慶一	国立成育医療研究センター 総合診療部 救急診療科
植松悟子	国立成育医療研究センター 総合診療部 救急診療科 部長
水 大介	神戸市立医療センター中央市民病院 救命救急センター 医長
白根翔悟	東京ベイ・浦安市川医療センター 救急集中治療科
溝辺倫子	東京ベイ・浦安市川医療センター 救急集中治療科 医長
朱田博聖	北柏こどもクリニック
海老原直樹	国立成育医療研究センター 手術・集中治療部 集中治療科
安田真人	国立成育医療研究センター 総合診療部 救急診療科
竹井寛和	東京都立小児総合医療センター 救命・集中治療部 救命救急科
林 卓郎	兵庫県立こども病院 救急総合診療科 医長
染谷真紀	兵庫県立こども病院 救急総合診療科 医長
関根一朗	湘南鎌倉総合病院 救急総合診療科 医長
福政宏司	北九州市立八幡病院 小児科 部長
後藤 保	公立豊岡病院但馬救命救急センター 医長
髙祖麻美	東京ベイ・浦安市川医療センター 救急集中治療科
舩越 拓	東京ベイ・浦安市川医療センター 救急集中治療科 部長
大西志麻	国立成育医療研究センター 総合診療部 救急診療科
松井 鋭	兵庫県立こども病院 救急総合診療科 医長
中林洋介	前橋赤十字病院 集中治療科・救急科 副部長
伊藤友理枝	あいち小児保健医療総合センター 救急科 医長
石川順一	大阪市立総合医療センター 救命救急センター 医長
野澤正寛	済生会滋賀県病院救命救急センター 小児救命救急科 科長
岩井謙治	有明こどもクリニック, London School of Hygiene and Tropical Medicine
岸部 峻	東京都立小児総合医療センター 救命救急科
笹岡悠太	市立函館病院小児科 医長
伊原崇晃	東京都立小児総合医療センター 救命救急科
木村 翔	埼玉県立小児医療センター 小児救命救急センター 医長
石原唯史	順天堂大学医学部附属浦安病院 救急診療科・こども救急センター 助教

I 総論

「小児はニガテ…」な人も知っておきたいアレコレ

1 小児の外因の 疫学

富田慶一，植松悟子

ポイント

➡ 子どもの不慮の事故による死亡原因の最多は「窒息」である。その頻度は乳幼児で高く，窒息を防ぐための対策や注意喚起が望まれる

➡ 乳児では「頭部外傷」の割合が高く，年齢が上がるにつれて「四肢外傷」の割合が高くなる

➡ 16歳未満の外因性疾患初診患者では，「外傷」が約80％を占める。発達・発育の過程により起こりやすい外因性疾患は異なる。これらを理解しておくことは身体的虐待の対応にもつながる。ER型小児救急外来では，外傷（頭部・顔面，四肢），異物，熱傷が多くを占め，これらの初期対応が基本となる。専門科の介入を要する頻度は高くない可能性が示唆される

➡ 外因性疾患の予防対策のため，疾患登録体制の整備は喫緊の課題である

　子どもは好奇心や探求心が旺盛である一方，運動能力や認知能力が発達段階にあるため，外傷，異物誤飲や誤嚥，熱傷，中毒などの外因性疾患を日常的に起こしえます。わが国の子どもにおける死因のうち「不慮の事故」は，いずれの年齢階級でも上位を占めています（**表1**）[1]。さらに，これらの死亡例は氷山の一角にすぎず，重大な後遺症を残す例から軽微な外傷例まで含めると，子どもの外傷患者は膨大な数に上ることが予想されます（**図1**）[2]。

　子どもの外因性疾患の診療で特筆すべき点として，発達・発育の過程によって生じうる疾患頻度が異なることが挙げられ，また，常に虐待の可能性を考慮する必要性もあります。それらの特徴をよく理解することが，適切な診療を行う上で重要です。

　本項では，わが国における子どもの不慮の事故による死亡，およびER型小児救急外来における子どもの外因性疾患の疫学をもとに，診療の現状について述べます。

表1 日本の子どもの年齢別にみた死因別順位（2017年）

年齢階級	1位 死因	1位 死亡数割合	2位 死因	2位 死亡数割合	3位 死因	3位 死亡数割合
0歳	先天奇形，変形および染色体異常	635名 36.1%	周産期に特異的な呼吸障害など	236名 13.4%	不慮の事故	77名 4.4%
1～4歳	先天奇形，変形および染色体異常	178名 25.7%	不慮の事故	70名 10.1%	悪性新生物（腫瘍）	60名 8.7%
5～9歳	悪性新生物（腫瘍）	75名 21.4%	不慮の事故	60名 17.1%	先天奇形，変形および染色体異常	51名 14.5%
10～14歳	自殺	100名 22.9%	悪性新生物（腫瘍）	99名 22.7%	不慮の事故	51名 11.7%
15～19歳	自殺	460名 39.6%	不慮の事故	232名 20%	悪性新生物（腫瘍）	125名 10.8%

（文献1をもとに作成）

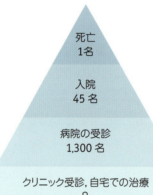

図1 子どもの外傷ピラミッド
（文献2より引用改変）

日本の子どもの不慮の事故による死亡

わが国の子どもの不慮の事故による死亡の原因は，年齢階級ごとに大きく異なります（図2）[3]。

0歳では，窒息が不慮の事故の約70%を占めます。1～4歳では，窒息と交通事故がそれぞれ約30%となります。5～9歳では，交通事故が過半数を占め，ついで溺死および溺水が多くなり，窒息は減少します。10～14歳では，交通事故と溺死および溺水が約30%を占めます。子どもの不慮の事故による死因は，乳児から思春期まで発達・発育により，また解剖学的特徴，好奇心，危険予測能力などにより大きく異なります。

わが国の不慮の事故による人口10万対死亡数は，15歳以上の小児を含む成人では横ばいからやや増加傾向であるのに対して，14歳以下の子どもでは1980年の15.3人から2017年の1.7人と飛躍的に減少しています（図3）[3, 4]。特に，子どもの不慮の事故では，交通事故や溺死および溺水の頻度は大きく減少しており，これらに対する社会的な取り組みの効果がみて取れます。一方で，窒息の頻度には大きな減少はなく，2017年では子どもの不慮の事故による死亡の原因で最多でした。前述の通り，窒息の頻度は乳幼児で高く，乳幼児の窒息を防ぐためのさらなる対策や注意喚起が望まれます。

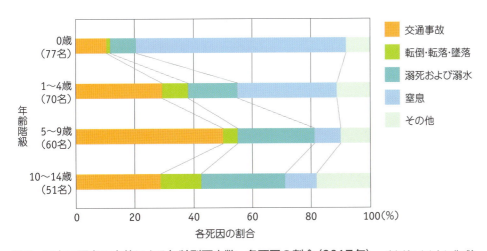

図2 日本の不慮の事故による年齢別死亡数，各死因の割合（2017年） （文献3をもとに作成）

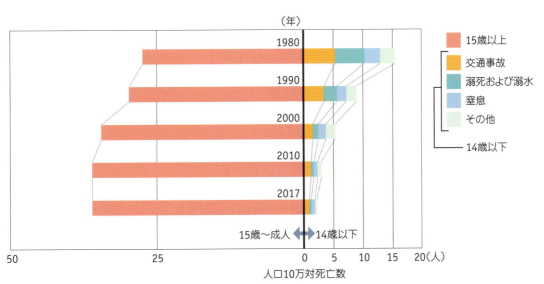

図3 日本の子どもの不慮の事故による人口10万対死亡数の年次推移およびその内訳

（文献3，4をもとに作成）

ER型小児救急外来における子どもの外因性疾患

　わが国において，子どもの外因性疾患の診療体制は，地域，医療機関，人的資源によりまちまちです。

　たとえば，全国960施設を対象とした18歳未満における軽症頭部外傷の診療についてのアンケート調査では，軽症頭部外傷の診療科は，脳神経外科医が49％，小児科医が20％，救急医が13％，その他が17％でした[5]。軽症頭部CT撮影基準も，診療科や医療機関ごとにばらつきが大きくなっています。

　また，わが国では子どもの軽症外因性疾患の登録制度がないため疫学の全体像の把握は難しく，予防などの対策も立てにくいのが現状です。このため，子どもの外因性疾患における現況の一部として，ER型小児救急外来（国立成育医療研究センターER，以下当院ER）を2016年1〜12月に受診した患児を対象として紹介します。なお，当院ERの診療体制は以下の通りです。

1 当院ERの診療体制

- 原則18歳以下を対象とした小児患者を受け入れている。受診方法は，ウォークイン，紹介，救急車であり，内因性疾患・外因性疾患を問わず診療を行う。高度救命センターでの対応が必要となる三次救急対応の外傷患者は含まれない
- 診療する医師は，ER専属医（小児救急医）および小児科専攻医で構成される。単純な縫合処置，捻挫や転位のない骨折の固定処置は，専門科への相談は必須ではなくERで完遂する
- 単純X線撮影やCT検査などの画像診断については，小児放射線科医に24時間相談できる
- 必要に応じて院外待機の小児脳神経外科，小児整形外科などの専門科に相談できる
- 集中治療管理を要する例は，小児集中治療科で管理する
- 外傷後の経過観察や縫合後の抜糸は，ERで完遂する
- 骨折の固定処置後の診療は，当院整形外科外来または他院の整形外科に紹介する

　全受診患児28,340例のうち，外因性疾患の患者は全体の約25％でした（図4）。そのうち，16歳未満の外因性疾患初診患児は4,135例であり，外傷が約80％，気道・消化管異物が約10％，熱傷が約4％を占めています（図4）。外傷患児の受傷部位は，頭部および顔面を合わせて約70％で，四肢が約25％を占め，体幹の外傷の頻度は少ないです（図4）。また，年齢別の受傷部位の割合は，若年（特に乳児）では頭部の占める割合が高く，年齢が上がるにつれて四肢の占める割合が高くなっていました（図5）。

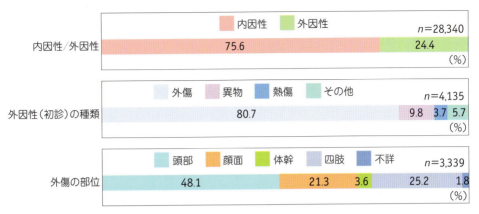

図4 国立成育医療研究センターER受診患者内訳（2016年）

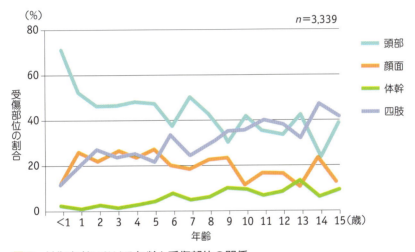

図5 外傷患者における年齢と受傷部位の関係

　子どもの外因性疾患は，軽症で特別な処置を要さないものから，専門科による診察，外科処置を要するものまで様々です．外科処置や専門科の介入例について，頭部外傷および四肢外傷について検討しました．

2 当院での頭部および四肢外傷における外科処置，専門科の介入

1）頭部外傷

　頭部外傷患者の総数は1,606例で，打撲が約70%，挫創が27%を占めており，頭蓋内損傷や頭蓋骨骨折の頻度はそれぞれ約1.5%でした（**図6A**）．年齢別の分布からは，若年ほど頭部外傷の頻度が高く，1歳未満で頭蓋内損傷や頭蓋骨骨折の頻度が高くなっています（**図6B**）．

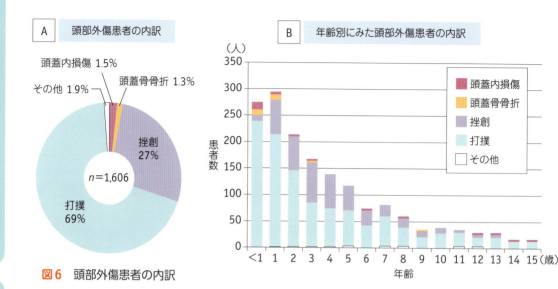

図6 頭部外傷患者の内訳

これらのうち，脳神経外科医による介入を要したものは，頭蓋内損傷および頭蓋骨骨折を認めた合計46例（約3％）であり，手術を要したのは9例（0.5％）です．そのほか，外科処置を要したのは頭部挫創に対する縫合例（スキンステープラーを含む）274例があり，残る1,286例（約80％）は専門科の介入も外科処置も要しませんでした．

2）四肢外傷

四肢外傷患者の総数は842例で，骨折，挫創，打撲の頻度がそれぞれ25％前後を，肘内障が約20％を占めています（図7A）．年齢別では，歩行前の乳児では骨折の頻度は低く，3歳頃までは肘内障の頻度が高くなっています（図7B）．

骨折を認めた206例のうち，整形外科医による介入を要したものは，緊急手術，待機的手術，整復処置を必要とした計79例（約38％）であり，62％はER医のみで初期対応可能でした（図7C）．

挫創193例のうち，複雑な損傷（挫滅が強い，深部まで及ぶ損傷，治療判断に悩む例など）を認めた7例で，整形外科医や形成外科医による処置や診察を必要としました．

結果として，専門科の介入を要したのは全四肢外傷患者の約10％のみでした．四肢外傷に対する外科処置は，縫合69例，肘内障整復159例，捻挫固定35例，骨折固定127例であり，前述の整形外科医の介入を要した骨折例および複雑な損傷に対する挫創例を除いては，ER医のみで初期対応可能でした．371例（約44％）では処置を要さず，診察や検査のみで帰宅可能でした．

このように，専門科の介入を要する頻度は高くない可能性が示唆されます．

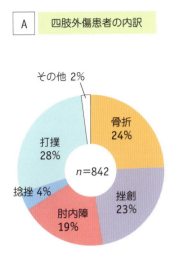
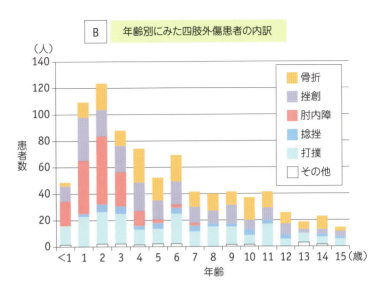

図7 四肢外傷患者の内訳

文献

1) 厚生労働省：人口動態統計. 2017.
   [https://www.mhlw.go.jp/toukei/saikin/hw/jinkou/geppo/nengai17/dl/h7.pdf]
2) WHO：World report on child injury prevention.
   [https://apps.who.int/iris/bitstream/handle/10665/43851/9789241563574_eng.pdf;jsessionid=05B47DF9B5ADDDF35A7680C66CB51062?sequence=1]
3) e-Stat 統計でみる日本.
   [https://www.e-stat.go.jp/dbview?sid=0003214739]（2010年度，2000年度，1990年度，1980年度）
4) e-Stat 統計でみる日本.
   [https://www.e-stat.go.jp/dbview?sid=0003214919]
5) 植松悟子，他：本邦における小児軽症頭部外傷患者のCT撮影頻度実態調査（会議録）. 日小児救急医会誌. 2015；14(2)：287.

もっと勉強したい人のために

- Peden M, et al：World report on child injury prevention. World Health Organization. 2008.
  [https://apps.who.int/iris/bitstream/handle/10665/43851/9789241563574_eng.pdf]

  子どもの不慮の事故をいかにして防止するかということが考察された，WHO/UNICEFの合同報告書です．子どもの外因性疾患の中でも頻度の高い交通事故，溺水，熱傷，転落，中毒についての疫学や予防法などが記載されており，子どもの外因性疾患の全体像を把握するのに役立ちます．

I 総論 「小児はニガテ…」な人も知っておきたいアレコレ

2 小児のJATECと実臨床との架け橋

鉄原健一

ポイント

➡「ABCDEをすべての患者に」
軽症外傷であっても，外傷以外でも，診療では常にABCDEを評価する

➡「小児を見たら虐待を疑え」
JATECではsecondary surveyで虐待の評価をする．虐待探しは犯人探しではない

JATECは重症だけ？

外傷の初期診療と言えば，外傷初期診療ガイドライン日本版（Japan Advanced Trauma Evaluation and Care；JATEC）[1]が有名です．JATECは「防ぎうる外傷死（preventable trauma death）」を回避するために，まずABCDEアプローチ（表1）を用いて生理学的徴候から病態を評価（primary survey）し，適切な処置により生命危機を回避（蘇生）します．次に，全身を系統的に検索して損傷を見つけます（secondary survey）．

JATECのテキストやコースでは，重傷患者がバックボードに全身固定されて搬送されてくるといったセッティングが想定されており，「重症外傷にしかJATECは使えない」「そもそも重症小児を診る機会がないからJATECは不要だ」と思われることはないでしょうか？

なぜABCDEか？

「救急と言えばABC」と習った人もいるかもしれません．なぜABCDEなのでしょうか？　ABCとアルファベット順なのはなぜなのでしょうか？
JATECにおけるABCDEとは，Airway（気道），Breathing（呼吸），Circulation

（循環），Dysfunction of central nervous system（中枢神経の異常），Exposure and Environmental control（脱衣と保温）です。

まず，生命維持には酸素が必要であり，酸素が取り込まれて供給される流れがABCDです。酸素は気道を通り，肺でガス交換を行い，血液によって中枢神経を含む全身に循環されます。また中枢神経の機能が保たれることで，気道・呼吸・循環が維持されます。ABCDの評価には，Eのひとつである脱衣（Exposure）が必要ですが，脱衣は低体温を引き起こします。低体温は凝固障害をまねくなど生理的な代償機能を破綻させるため，保温（Environmental control）に努めます。

次に，介入するにあたりABCDの順が簡便です。また，ABCDそれぞれの破綻から死亡に至る時間は，この順に早いと言われています。気道閉塞は用手的な下顎挙上で簡便かつ迅速に改善するかもしれません。一方で，呼吸の悪化には酸素投与，場合によって胸腔ドレナージが必要であったり，循環には静脈路確保と輸液，輸血や止血術が必要であったりと，時間・デバイス・手技を要します。

以上の理由に加えて，緊急時に頭が真っ白になっても思い出しやすいという理由から，ABCDEの順にアプローチすることが必要です。

ABCDEアプローチは外傷だけにしか使わないのか？

そんなことはありません。小児二次救命処置（pediatric advanced life support；PALS）では，第一印象（initial impression），一次評価（primary assessment），二次評価（secondary assessment）の順に診療を進めることを推奨しています[2, 3]。第一印象，一次評価ではともに生理学的徴候から緊急度の評価を行い，一次評価ではABCDEアプローチを用います（表2）。外傷であっても疾患であっても，ABCDEが重要であることには変わりありません。

外傷以外の外因でもABCDEアプローチは重要です。

たとえば，熱傷です。Aは気道熱傷の評価が必要です。Bは胸部の広範囲の熱傷において胸郭の広がりが妨げられ換気が不十分になるかもしれません。Cは熱傷を契機とした血液分布異常性ショックをきたすことがあります。Dは火災による熱傷において一酸化炭素中毒を伴っているかもしれません。Eは熱傷の範囲・深達度の評価です。

JATEC（表1）とPALS（表2）では内容に違いがあります（表1の赤色文字：PALSと異なる箇所）が，外傷以外では表2の「PALSのABCDEアプローチ」をもとに，上記の熱傷のように原因を考慮しながら評価します。

表1 JATEC の ABCDE アプローチ

A:気道	発声があればよい：嗄声や吸気性喘鳴は上気道閉塞の所見 発声がなければ「見て，聴いて，感じる」：胸の動きを「見て」，口元からの気流を「聴いて」，自分の頬や手で気流を「感じる」	
B:呼吸	視診	胸部：呼吸数，胸郭の動きの左右差，努力呼吸（シーソー呼吸，鼻翼呼吸，陥没呼吸（胸骨上窩，鎖骨上窩，肋間，肋弓下） 頸部：頸静脈の怒張
	聴診	呼吸音の左右差（腋窩），異常呼吸音
	触診	胸部の圧痛，動揺，皮下気腫 頸部：皮下気腫，気管偏位
	打診	鼓音，濁音
	SpO₂	
C:循環	皮膚色，皮膚温 CRT 脈の強さ 心拍数 血圧 外出血 意識 単純X線写真（胸部，骨盤） FAST	
D:神経	GCS 瞳孔 片麻痺	
E:脱衣と保温	脱衣 保温 体温	

赤字：PALSと異なる箇所
CRT：capillary refilling time（毛細血管再充満時間）
FAST：Focused Assessment of Sonography for Trauma
GCS：Glasgow coma scale

（文献1より引用改変）

ABCDEの適応は重症だけか？

　一見軽症にみえる外傷でも，その時点では代償機構が働き軽症にみえているだけかもしれません。また，局所に目立つ外傷があるとABCDEの評価を忘れがちになります。重症だけでなく，一見軽症でも，外傷でなくても，あらゆる患者でABCDEアプローチは重要です。

　ただ，一見軽症の小児に対しJATECやPALSのように，病歴聴取前にいきなりABCDEを評価しはじめると，怖がらせてその後の診察に協力が得られなくなります。まずは触らずに視診を行い，聴診器を使わずに聴こえる音から評価できる，「ぱっと見るABCDE」（表3）でアプローチしましょう。重症ではないようなら，普段の診察

表2 PALSのABCDEアプローチ

A：気道	開通	開通を維持できる	開通を維持できない		
B：呼吸	呼吸数と呼吸パターン	呼吸努力	胸郭拡張と気流	肺音と気流音の異常	酸素飽和度
	正常 不規則 速い 遅い 無呼吸	正常 増加 ・鼻翼呼吸 ・陥没呼吸 ・頭部の上下首振り ・シーソー呼吸 不十分 ・無呼吸 ・弱い啼泣または咳	正常 減少 左右非対称 呼気の延長	吸気性喘鳴 いびき 犬吠様咳嗽 嗄声 呻吟 ゴロゴロ音 呼気性喘鳴 ラ音 左右非対称	正常≧94％
C：循環	心拍数とリズム	脈拍の触れ	毛細血管再充満時間	皮膚色	血圧
	正常 頻拍 徐脈	中枢 ・正常 ・弱い ・なし 末梢 ・正常 ・弱い ・なし	正常：2秒以下 異常：2秒を超える	蒼白 まだら模様 チアノーゼ 温かい 冷たい	正常 低血圧
D：神経学的評価	AVPU*小児反応スケール	瞳孔径，対光反射	血糖		
		正常 異常	正常 異常		
E：全身観察	体温	皮膚			
	正常 高い 低い	発疹（紫斑など） 外傷			

*：Alert：意識清明，Voice：声に反応，Pain：痛みに反応，Unresponsive：意識なし

（文献3より引用改変）

表3 ぱっと見るABCDE

A：気道	泣くか発声があればよい 嗄声，喘鳴はないか
B：呼吸	服を着ていても呼吸数，鼻翼呼吸，胸骨上窩の陥没呼吸，腹式呼吸はわかる
C：循環	顔，四肢の皮膚，口唇がチアノーゼや蒼白でないか 見た目に活動性出血がないか
D：神経	視線は合うか，機嫌は良いか，啼泣は弱くないか 四肢は動かしているか
E：脱衣と保温	外出血，打撲痕が見える範囲にないか

の中にABCDEの評価項目を混ぜ，診察が終了する前にABCDEに異常がないか立ち止まって考えるのがよいと思います。胸部の診察においては，努力呼吸，呼吸音の左右差を意識して診る，上肢を触って皮膚温，毛細血管再充満時間（capillary refilling time；CRT），橈骨動脈の触れを確認する，などです。

ABCDEをすべての患者で評価することにより，診断の漏れを防ぐことができます。

小児を見たら虐待を疑え

secondary surveyで解剖学的に全身の診察をする際には常に虐待を意識しながら診察しましょう。小児を見たら虐待を疑え——こんなフレーズを聞いたことはありませんか？ 虐待による頭部外傷（abusive head trauma；AHT）では，外傷の病歴がないことや打撲痕などの目立つ外傷がないことがあります。

下記症例のように，1つの外傷をきっかけとした全身の診察が虐待を早期に疑うことにつながります。

例：階段から落ちて救急要請された7歳男児。バイタルサインは安定しているが，左上腕が腫脹，変形しているとのこと。上腕骨骨折の手術のときに背部にベルトで叩かれたような痕が見つかり，虐待が強く疑われた。「そういえば，上腕しか見ていなかった……」

また，身体的虐待以外に，心理的虐待，性的虐待，ネグレクトがあるかもしれません。ゆえに，外傷であるかどうかにかかわらず，常に虐待を意識しながら診療する必要があります。

「小児を見たら虐待を疑え」は，常に加害者を探しているようなとてもネガティブな響きを持っています。しかし，虐待探しの目的は犯人捜しではなく，小児の安全を守ることにあります。また，加害者にも困ったことがあるがゆえに虐待をしてしまい，加害者自身も助けを求めて医療機関を受診しているのかもしれません。

文献

1) 日本外傷学会外傷初期診療ガイドライン改訂第5版編集委員会，編：外傷初期診療ガイドラインJATEC. 改訂第5版. 日本外傷学会, 他監. へるす出版, 2017.
2) American Heart Association：PALSプロバイダーマニュアルAHAガイドライン2015準拠. シナジー, 2018, p29-67.
3) American Heart Association：Pediatric Emergency Assessment, Recognition, and Stabilization Provider Manual. 2012.

> **もっと** 勉強したい人のために

- American Heart Association：PALSプロバイダーマニュアル AHAガイドライン2015準拠．シナジー，2018．

  > 一次評価を含む小児の評価・介入について詳しく記載があります．小児だけでなく成人にも共通するところが多いです．

- 外傷初期診療ガイドライン JATEC．改訂第5版．日本外傷学会他，監：日本外傷学会外傷初期診療ガイドライン改訂第5版編集委員会，編．へるす出版，2016．

  > 小児外傷の章もあり，小児の生理学的・解剖学的特徴などの違いについて記載があります．

- 今さら聞けない？ 小児救急の総復習．小児科診療．2018；81（11）．

  > 外傷ではありませんが，ABCDEの評価についてマニアックに記載されており，ABCDEの奥深さを学べます．

I 総論 「小児はニガテ…」な人も知っておきたいアレコレ

3 創処置 （評価，鎮痛，洗浄，縫合の適応・方法・コツ）

水 大介

ポイント

➡ 創処置の目的は，①出血コントロール，②感染予防，③整容性

➡ 処置時には不安や痛みを取り除くことが重要

➡ 異物を見逃さないこと！ 専門医へのコンサルトのタイミングを間違わないこと！

小児ならではの特徴

　小児では問診を十分に取ることが困難である場合が多く，受傷機転も目撃者がおらずあいまいな場合が少なくありません。創部局所だけに目を向けず，全身の評価を忘れないように心がけて下さい。痛みの訴えができない年齢では，四肢の動きや歩行の様子，機嫌の悪さの持続など，保護者とともに局所の創傷部位以外に普段と違っておかしな点がないかを確認するようにしましょう。

　創傷処置について，成人と大きく異なることはありませんが，小児では処置に協力が得られないものと思っておいて下さい。そのため患児の不安や痛みを可能な限り取り除くことができるように心がけましょう。

診療の実際

1 病歴聴取

　「受診時間」は縫合処置を行うことができるか，「受傷機転」は骨折や神経・血管損傷などの合併損傷があるかどうかを考慮する上で重要な情報です。他に，「ワクチンの接種歴や免疫不全などの基礎疾患の確認」は，破傷風や創感染を考える上で重要であり聴取しておきましょう（198頁，各論17「動物咬傷」参照）。

2 身体診察

まず最初に行うことは，創を評価することではありません。バイタルサインや意識状態など，「全身状態の評価」です。全身状態に問題がない場合に初めて創の評価を行うことが原則であることを肝に銘じておいて下さい。

創の評価では，場所，大きさ，形，深さ，異物の有無を確認するとともに，神経・血管損傷の有無を確認しましょう。創の評価には苦痛を伴います。必要に応じて鎮痛・鎮静を行うことを忘れないようにして下さい。

持続的な出血がある場合には圧迫止血を行いながら，確実な止血方法を考えます。また，特に手指関節部位では腱損傷を合併しやすいですが，小児では感覚障害や運動障害を自ら訴えることはできません。注意して四肢の動きや皮膚色調を観察するようにして下さい。

3 画像検査

ルーチンに画像検査を行う必要はありません。受傷機転や身体診察から，骨折の可能性がある場合や異物の可能性がある場合にはX線検査を行いましょう。ただしプラスチックや木片，2mm以下のガラス片はX線では確認できないとされています[1]。その場合にはエコーでの検索が有効であり，感度は97％と言われています[2]。ぜひともエコーも使いこなせるようにしたいですね。

4 治療

救急外来で遭遇する創の多くは，その場で縫合が可能です。ただし挫滅創で創縁が合わない，組織欠損がある場合には縫合のみでの対応は難しいため，創傷被覆材で覆い，翌日に専門外来を受診してもらうようにします。

治療の際には患児も保護者も不安です。何をどのようにするのか，これから行おうとする処置の内容について十分な説明が大事です。

1) 鎮痛・鎮静

成人と違って小児では安静を保つことが困難です。処置による恐怖をなくしてもらうためには，何よりも環境づくりが大切です。患児がリラックスできるように，絵本やおもちゃ，DVDやスマートフォンを利用することで安静に処置を受けてくれることもありますので試してみて下さい。

局所麻酔を使用する場合には，注射針を使った局所麻酔のほかにも，リドカイン注射液・リドカイン塩酸塩ゼリーによる浸潤麻酔があります。市販されているものは限

られています［リドカイン・プロピトカイン配合剤クリーム（エムラ®クリーム）］が，LET（4％リドカイン，0.1％エピネフリン，0.5％テトラカインの混合薬）などを各施設で作成することも可能です（33頁，コラム「LET」参照）。

針を使用した局所麻酔を行う際には，創部から真皮に針を刺入し麻酔薬を注入しましょう。繰り返し行う場合は，局所麻酔薬を注入した部位から針を刺入すると痛みが少なくてすみます。

局所麻酔は痛いんです——痛みをできるだけ軽減する工夫を表1に示すので参考にしてみて下さい。

局所麻酔薬は量が増えるほど痛みは消失しますが，過量投与は避けなければなりません。一般的に使用される1％リドカインの最大量は0.45mL/kgである（エピネフリン入りでは0.7mL/kg）ため，それ以上は使用しないように注意しましょう。

年齢や創傷部位によっては，局所麻酔ではなく静脈麻酔での鎮静が必要になることもあります（34頁，総論5「鎮静・鎮痛」参照）。

表1 局所麻酔の痛みを軽減させる工夫

- 麻酔薬を人肌に温める
- できるだけ細い針を使用する
- 注入速度をゆっくりと
- pHを調整するための緩衝剤として重炭酸ナトリウムを局所麻酔の1/10量加えて使用する

2) 洗 浄

生理食塩水や滅菌水が水道水に比べて良いというエビデンスはありません。創1cm当たり50～100mL程度の量を目安に洗浄しましょう[3]。

洗浄するのも，ある程度の圧力をかけて洗浄する必要があります。30～50mLのシリンジに19ゲージ針をつけて洗浄すると，適当な圧［5～8psi（pounds per square inch）］で洗浄を行うことが可能です[3]。

3) 縫合の実際

救急外来で行う縫合の方法としては，単純縫合が基本となります（図1）。

組織が大きく離開し，縫合するのにある程度の緊張が必要な場合には，マットレス縫合（図2）が有効です。

縫合時のポイントは，表皮に対して垂直に針を刺し各層を合わせること，創縁から刺入部および縫合間を等間隔にすること，また結紮は，軽く皮膚が盛り上がり創が開放して見えない程度に行うことです（結紮を強くしすぎると血流障害を引き起こす）。

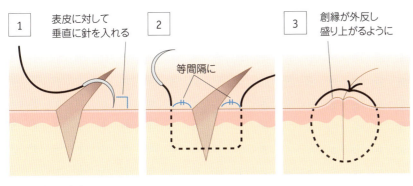

図1 単純縫合

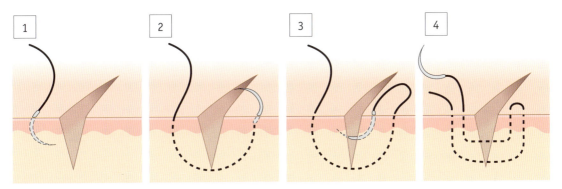

図2 垂直マットレス縫合

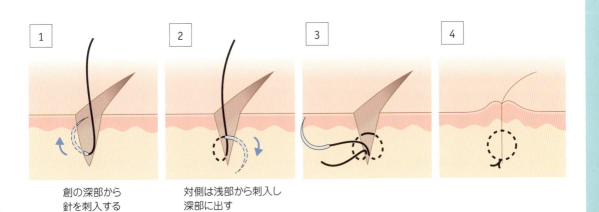

図3 皮下埋没縫合

創が深い場合には埋没縫合を行うとよいでしょう（図3）。

使用する糸（表2）として，非吸収糸（ナイロン縫合糸）と吸収糸［ポリジオキサノン縫合糸（PDS®）やポリグラクチン縫合糸（バイクリル®）］がありますが，感染率や整容上の問題に有意差はないとされています[4]。小児では抜糸にも恐怖を感じるため，縫合場所に応じて吸収糸を使用することは十分考慮してもよいでしょう（ただし吸収されるには50〜70日程度かかるため，顔面には適さない）。

表2　受傷部位と縫合糸のサイズ，抜糸までの目安

受傷部位	糸のサイズ	抜糸までの目安
顔　面	5-0/6-0	5日
四　肢	4-0/5-0	7〜10日（関節部は10〜14日）
体　幹	4-0/5-0	7〜10日

（文献3より引用）

創処置のピットフォール

縫合処置を行うにあたり，受傷からどれくらいの時間までなら感染の観点から縫合が可能かという点には，実ははっきりとしたエビデンスがあるわけではありません。6〜8時間を縫合のゴールデンタイムとしていることが多いですが，6時間では感染率に有意差はなく，19時間で感染率に有意差が出るとする報告もあれば（顔面の創では19時間でも有意差は認めない），受傷から縫合までの時間と感染には関連がないとする報告もあります[5, 6]。受傷時間は1つの参考とし，それだけで判断しないことが大事でしょう。

どんなときにコンサルト？

ほとんどの創処置は非専門医でも対応可能です。ただし神経・血管・腱損傷や涙管などの専門的評価・処置が必要と考えられるような場合，外陰部の挫滅創や全身麻酔が必要と考えられる場合には専門医に相談する必要があります。

また小児では顔面外傷をきたしやすく，整容上の問題は非常に重要です。非専門医によって縫合が可能であったとしても，挫滅創や複雑な創で整容上の問題になると考えた場合や保護者からの希望があれば，専門医に相談するようにしましょう。いずれにしても各施設でのコンセンサスが必要だと思います。

たとえば，転んでできた前額部の数cm程度の切創で血がじわじわと出てくるよう

な場合，飼い犬に手を咬まれ手背に1cm程度の咬傷があり，止血しているが創は開いているといった場合などは，非専門医でも対応可能です。

保護者への説明

　帰宅させるときには，自宅でどのように創処置を行ったらよいかを説明しておきます。

　複雑な創や異物が混入しているような汚染創，手や関節部，顔面など運動機能や整容上の問題に関わる場合には処置後2日程度で一度フォローするようにします。抜糸の時期や感染徴候についても説明しておく必要があります。

文 献

1) Courter BJ, et al:Radiographie screening for glass foreign bodies-what does a negative foreign body series really mean? Ann Emerg Med. 1990;9(9):997-1000.
2) Tahmasebi M, et al:Accuracy of ultrasonography in detecting radiolucent soft-tissue foreign bodies. Indian J Radiol Imaging. 2014;24(2):196-200.
3) Sanders JE, et al:Pediatric wound care and management in the emergency department. Pediatr Emerg Med Pract. 2017;14(10):1-24.
4) Navanandan N, et al:Pearls in pediatric wound management. Clin Pediatr Emerg Med. 2017;18(1):53-61.
5) Baker MD, et al:The management and outcome of laceration in urban children. Ann Emerg Med. 1990;19(9):1001-5.
6) Quinn JV, et al:Traumatic lacerations:what are the risks for infection and has the 'golden period' of laceration care disappeared? Emerg Med J. 2014;31(2):96-100.

参考文献

- Mankowitz SL:Laceration management. J Emerg Med. 2017;53(3):369-82.

もっと勉強したい人のために

- おさえておきたい すぐに使える 子どもの救急手技マニュアル. 井上信明, 編. 診断と治療社, 2014.

  創傷処置だけでなく小児の手技全般について端的にポイントが記載されている数少ないマニュアル本です。図表も多く，一気に読み進めることができます。

- Trott AT:ERでの創処置 縫合・治療のスタンダード. 原著第4版. 岡正二郎, 監訳. 羊土社, 2019.

  豊富なイラストで，創傷や熱傷など救急外来で遭遇する軽症外傷についての初期治療などが解説されています。世界標準の創傷処置を学ぶことができる一冊です。

I 総論

「小児はニガテ…」な人も知っておきたいアレコレ

4 創処置 (縫合以外)

白根翔悟, 溝辺倫子

ポイント

➡ 現在の創傷治癒のスタンダードは閉鎖湿潤療法
➡ 患児・保護者への被覆材交換など自宅でのケアの指導は丁寧に行う
➡ 縫合以外の選択肢も習得し, そのつどベストな方法を選ぶ

　縫合以外の創処置方法としては, 閉鎖湿潤療法, スキンステープラー, ダーマボンド, hair apposition technique などがあり, 救急外来で創処置を行う医師はぜひ知っておくべき方法でしょう. 本項ではその選び方と, 手技の概要を解説します.

閉鎖湿潤療法

　小児は成人と比較して軽微な受傷機転が多いかもしれませんが, 年齢に応じて体型や活動性が変わりますし, 自宅, 保育所や幼稚園, 小学校など, 生活および帰宅後のケアの中心となる場所や人物も様々です. 感染を起こさないように十分に洗浄を行えば, 「何もしなくても治る」ものがほとんどかもしれません. しかし, いかに綺麗に, 傷痕が残らないように治癒できるかが腕の見せどころでしょう. 創傷治癒のメカニズムの中で最後のリモデリング期は1年以上かかる場合もあります. 我々が関われるのは長い治癒過程の最初の一部だけです. 創だけでなく, 患者背景にも考慮した適切な方法を選んで, 正しいケアを指導し, より良い創傷治癒をめざしたいものです.

1 創傷治癒の過程

　受傷直後より血小板や凝固因子の凝集が起こる止血期が始まり, 各種サイトカインや炎症細胞による炎症期を経て, 数日後には細胞増殖因子により誘発される肉芽形成, 筋線維芽細胞による創収縮, 表皮細胞の遊走・増殖によって創の閉鎖が進み (増殖期・瘢痕期), 年単位で組織が強化されて元の皮膚に近づきます (リモデリング期). この創傷治癒のメカニズムを受けて, 止血期～増殖期にかけて細胞の働きを助ける環境を

つくり治癒を促進する閉鎖湿潤療法が現在の創傷治癒のスタンダードな考え方となりました。

　この閉鎖湿潤療法を行うにあたっての救急外来における我々の任務は，十分な洗浄，創傷被覆材の選択，そして帰宅後のケアの指導です。ここから，その実際を説明していきます。なお，創傷被覆材については，各施設で採用している製品が異なるかもしれませんので，一般的な材質名で記載しています。図1～8，10の（　）内は当院で使用している製品です。

2 閉鎖湿潤療法の適応

　擦過創，縫合の適応がない挫創や切創が閉鎖湿潤療法の適応となりますが，"閉鎖"されるため汚染の強い創，咬創，受傷後時間の経過した感染リスクの高い創では避けるべきです。また，広範な皮膚欠損を伴い皮下組織に達する創，腱，神経，血管の粗大な損傷を伴う場合には救急外来で応急処置を行い，専門科へのコンサルテーションが望ましいでしょう。

3 実際の処置方法

　初めに十分な洗浄と異物の除去を行うことは閉鎖湿潤療法の場合も同様です。洗浄において，生理食塩水でも水道水でも感染率に差はないというのが現時点でのコンセンサスのようです[1, 2]。

洗浄方法：シリンジに留置針の外筒をつけて噴射する方法もありますが，水道からの流水で直接洗ったほうが圧も量も大きいと考えられています[1]。

水の量：創の大きさに応じて50～100mL/cm程度を目安にすることもあるようですが，明確なコンセンサスは得られていません[3]。

歯ブラシの使用：使い方や有用性についての研究報告がなく，担当医の経験や裁量にゆだねられているのが現状かもしれません。筆者は，組織を必要以上に挫滅させてしまう恐れがあるためルーチンでは使用せず，視認できるような異物（泥や砂粒など）が流水で取り除けない場合に限って使用しています。力任せにこすらず，歯ブラシの毛先を意識して優しく異物を取り除くようにしています。

　洗浄後は，以下に説明する被覆材の使用に向けて，乾いたガーゼで水分を拭き取ります。

1) アルギン酸塩

　出血がある場合には，まずは圧迫止血でコントロールするのが原則ですが，その後も出血の懸念が残る場合にはアルギン酸塩（図1）を選択します。カルシウムイオン

（Ca^{2+}）が創面で放出され，血小板の凝集を促進します。アルギン酸塩は滲出液でゲル化するため創面に固着することはありませんが，一方で粘着性がないためポリウレタンフィルム（図2）などの粘着性のあるフィルム材で覆う必要があります。十分な止血が確認できたタイミングで，後述するハイドロコロイドへの変更も可能となります。処置中に止血が確認できればそのときに変更し，止まっていても出血の懸念が残るようであれば，アルギン酸のまま翌日以降の交換が良いでしょう。

2) ハイドロコロイド

滲出液量がそれほど多くないような創では，ハイドロコロイド（図3，4）が良いでしょう。外側が防水構造，内側は粘着性のある親水性コロイドとなっており創周囲の皮膚と粘着しますが，創面ではゲル化するため創自体に固着する心配はありません。逆に，この融解したゲルが白色に混濁し特有の臭いを持つため「膿ではないか」と相談されることがありますが，これは膿ではありません。感染と区別するには，疼痛の増悪，発赤，熱感といった創局所の感染徴候を確認します。

上記内容は，十分に説明しておくことが大切です。最大で7日間貼付しておくことができると言われますが，内部のゲルが被覆材の端に達して密閉が保てなくなると交換のタイミングです。多くの場合，2～3日に1回は被覆材を剝がし，感染徴候を確認，流水洗浄を行い新しいものに交換すると良いでしょう。

3) ポリウレタンフォーム

滲出液が多く，ハイドロコロイドの粘着性が懸念される場合は，厚い親水性吸収フォームが挟まれた非固着性ポリウレタンフォーム（図5）が有用です。湿潤環境を保ちつつ，過剰な滲出液を吸収し，さらに余分な水分を揮発させることで皮膚の浸軟を防ぎます。粘着性はあるものとないものが発売されています。揮発が追いつかず，被覆材端近くまで水分が広がるようであれば新しいものに貼り替えましょう。滲出液が減ったら上記のハイドロコロイドに切り替えるというのも選択肢のひとつです。

4) ガーゼ・非固着性吸収ドレッシング

滲出液が多い場合に，ガーゼで保護する光景を目にしますが，ガーゼは基本的に水分を吸収する素材であり，創の乾燥をきたすため閉鎖湿潤療法としては不適切です。乾燥した滲出液を介してガーゼが創に付着し，剝がした際に治癒促進のための細胞，組織まで同時に除去してしまう可能性があります。ガーゼを用いる際には必ず十分に軟膏を塗布するようにして下さい（32頁，コラム「軟膏について」参照）。ポリウレタンフォームがなければ，軟膏＋ガーゼで代用できる場合もあります。綿とポリエステル繊維を用いた非固着性吸収ドレッシング材（図6）も高い吸収力を備え，ガーゼの代わりとして有用です。基本的には軟膏を用いず直接創に当てて使用しますが，添付文

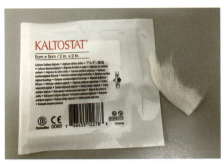

図1 アルギン酸塩（カルトスタット®）

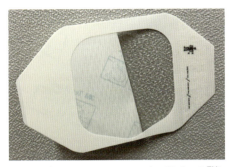

図2 ポリウレタンフィルム（テガダーム™）

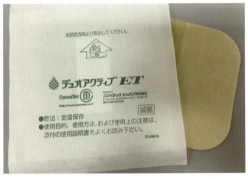

図3 ハイドロコロイド（デュオアクティブ®ET）
薄いタイプで，滲出液が少ない場合に有用である。

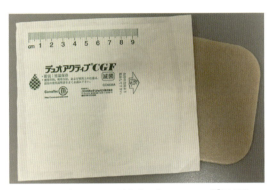

図4 ハイドロコロイド（デュオアクティブ®CGF）
ETよりやや厚みがあり，吸収力に優れている。

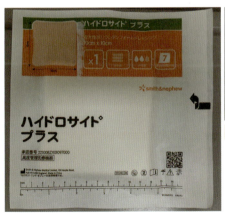

図5 非固着性ポリウレタンフォーム（ハイドロサイト®プラス）

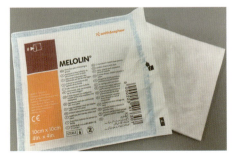

図6 非固着性吸収ドレッシング材（メロリン®）

書には「重症の傷ややけどなど，創面の状態により傷に固着したり損傷が生じやすいことが予測される場合は，専門医に相談し，軟膏塗布など適切な処置を行ったあと，使用して下さい」との記載があり，筆者もこれに準じて，場合によっては軟膏を用いるようにしています。そのほか，滲出液が多く，さらに創面の凹みのためポリウレタンフォームが密着しにくい場合に，水分を吸収して膨隆することで創面に密着し，適度な水分を保ってくれるハイドロポリマーなどがあります。

4 保護者への説明のポイント

被覆材交換のタイミングは，創の状態や個人差によるところが大きいため一概には言えませんが，前述の各被覆材の特徴を加味して，滲出液の量や感染徴候の有無を保護者に確認してもらいながら，交換時期の目安を説明しています。

筆者は，処置を施すときになるべく保護者に同席してもらって，洗浄や被覆材を貼る過程を実際に見てもらい，被覆材の特徴や使い方を共有するようにしています。帰宅後の処置の主体は本人や保護者ですし，また，日中は保護者や本人から話を聞いた保育士や保健教諭かもしれません。本人や保護者が人に教えられるようになるくらい，なるべく丁寧に，自宅でも再現できるような説明を心がけています。

皮膚接合用テープ（ステリーテープ）

麻酔や抜糸が不要で痛みもなく迅速に行えるという点では，ステリーテープ（図7）は，特に小児救急の現場で期待される方法のひとつかもしれません。しかし，簡便である一方で，自然脱落，また患児が気にして剥がしてしまう可能性を加味すると，適応の判断は慎重にならなければなりません。

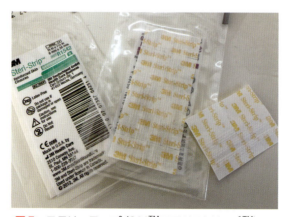

図7　ステリーテープ（3M™ステリストリップ™）

1 適応

　前額部，頬，顎，胸部，四肢の関節以外の部位のように，平らでテンションがかかりづらく，皮脂の少ない部位において，直線的で離開の大きくない創に使用できます。「カッターの刃が当たって受傷した，前腕部の真皮程度までの切創」などが良い適応かもしれません。また，抜糸後に生着がやや不十分で離開の懸念がある場合などに，ステリーテープを追加し，補強を図ることができます。

　テープ製剤ですので，体液が多い部位では粘着が安定しません。出血や滲出液が多い創はもちろん，皮脂や汗の多い部位，夏場や汗をかきやすい患児にも不向きとなります。

　そして小児では，不十分な治癒過程の段階にもかかわらず自分で剥がしてしまう可能性を考えなければなりません。まだ指示に従えないような年齢で，手の届く部位の創には使用は難しいでしょう。

2 実際の使用方法

　洗浄後，よく創を評価し，ステリーテープで十分に創縁が寄るかを再度確認します。使用前にはガーゼなどでよく水分を拭き取っておきましょう。

　テープの長さは，創縁から双方に2〜3cm程度とし，鑷子（ピンセット）を使いながらテープの一方を把持します。まず創の中心で，テープの半分を皮膚に貼付し，反対の手で創縁を寄せながらテープのもう半分を対側の皮膚に貼付します。次に，創端にも同様にテープを貼付し安定させ，中心から創端に向かって交互に2〜3mmの間隔でテープを貼付し創縁を寄せていきます。

　最後に，これまでに貼ったテープと直交する向きに，両端にテープを貼付します。テープが剥がれないようにし，さらにテープの端にかかるテンションによる小水疱の形成を防ぐ役割があります。

3 処置後の説明と注意点

　ステリーテープを貼っておく期間は，縫合の際の抜糸時期と同様です。注意点としては，縫合の場合と異なり流水洗浄ができませんので，なるべく創を清潔に保てるように説明する必要があります。清潔に，一定期間テープを貼っておくことができないようであれば，やはりステリーテープの適応自体を再検討する必要があるでしょう。

　一見，簡便で出番が多そうなステリーテープですが，小児救急領域においては，その出番は限られたものかもしれません。

皮膚用接着剤

救急外来において，特に小児の創傷治療に携わる医師にとって，皮膚用接着剤（図8）は手技の簡便さや患児・保護者の受け入れの良さから縫合に代わる手段として必需アイテムとなってきています。創傷治癒の効果，感染率ともに縫合処置に劣らないという報告も出ており[4,5]，ますます需要が高まるかもしれません。

処置時の注意点，保護者への説明，そもそも本剤使用の適応であるか，確認していきましょう。

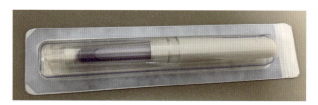

図8 皮膚用接着剤（ダーマボンド®）

1 適応

本剤は，真空管に収められたオクチルシアノアクリレートが，使用時に表皮上の水分と反応し，液状のモノマーからポリマーへと化学変化を起こして結合するもので，橋構造を形成して創を寄せてくれます。最大接着力まで約2分半で達し，約7日間はその結合が保たれます。

顔面，体幹部，四肢などで，5-0以下の縫合糸が用いられる，創縁が比較的綺麗な傷で使用可能です。腋窩や鼠径部など湿度の高い皮膚，粘膜面，可動性の高い関節部の傷，頭皮など毛髪密集部，また動物咬傷を含めた汚染の強い傷や，挫滅が強く創縁が合わないような場合には適応となりません。

2 実際の使用方法

本剤を使用する場合でも創の十分な洗浄は不可欠です。痛みのために十分な洗浄ができないようであれば，局所麻酔の使用も躊躇してはなりません。また，本剤はあくまで表層の接着しかできませんので，深い創の場合には皮下縫合を併用することで創の離開を防ぎます。

本剤が創とは関係のない部位に流れてしまわないよう，なるべく地面と水平になるような体勢で，患児が動かないように環境を整えます。目や口付近の創では，眼瞼部に軟膏を塗布して流入をブロックするのも手です。

本剤のバイアルを押しつぶして中の液体を出し，優しく，薄く3〜4層程度で創を覆います。創内部に液体が入り込むのを防ぐため，指や鑷子で均等に圧をかけ隙間なく創を寄せ，バイアルの先端を創に押し当てないようにします。5〜10mmの間隔をとって創を中心とした楕円形を描くように塗布するのがコツです。1層塗布してから15〜20秒ほどで次の層を塗布し，乾燥してある程度固まるまで30〜60秒ほど押さえます[6]。具体的方法については下記の動画を参考にして下さい。

> **参考動画**
> - Smak Software：DERMABOND.
>   [https://www.youtube.com/watch?v=L_TGx3sP0YA]
> - 60secondsofmyday：10.26.14 | My ER visit | extented cut.
>   [https://www.youtube.com/watch?v=qNGl1mq5UcU]

　また，本剤が固まる過程で熱を発するという事実は意外と知られていません。熱の刺激を痛みと感じてしまう場合もあります。本剤を塗布して，「もう少しで終わるのにこのタイミングで泣くの？」という経験はありませんか？　理解のできる年齢であれば，事前に塗布後一時的に温かくなることを説明しておき，そうでない年齢であればやはり局所麻酔をしておくというのも有用かもしれません。

3　処置後の説明と注意点

　本剤は耐水性であるため，被覆材は不要です。ただ，患児が触って剥がれてしまう懸念がある場合には，テープや絆創膏で保護してもかまいません。5〜10日程度で自然と剥がれ落ち，その間に治癒が進むため基本的にはフォローも不要と考えてよいでしょう。24時間は創部が濡れないように指示し，以降は水道やシャワーなどで表面の汚れが流れ落ちるくらいの強さで流水洗浄し，創部をなるべく清潔に保つように指導します。ただし，長時間水につけてしまうと皮膚が浸軟しすぎて本剤の早期脱落をきたしうるので，自然に剥がれるまでは浴槽やプールにつけたりしないよう注意します。

　予定より早く脱落してしまい創の離開がある場合，出血している場合，感染徴候がある場合には再診するよう指示しています。ゴールデンタイム（14頁，総論3「創処置（評価，鎮痛，洗浄，縫合の適応・方法・コツ）」参照）内であれば，縫合に切り替えることも可能かもしれませんが，過ぎていれば二次治癒に期待することとなるでしょう。感染が疑われる場合には，状況に応じて本剤を剥がして洗浄を含めた処置を行います。

　そのほかの注意点として，抗菌薬含有軟膏は本剤の結合を解いてしまう可能性があるため，塗布しないよう指導する必要があります。逆に，想定範囲外についてしまった本剤を剥がす際に抗菌薬含有軟膏が有用なことがあります。

hair apposition technique

　毛髪のある頭皮の創閉鎖について，悩まれる方は多いのではないでしょうか．毛髪が多く糸が見えにくい中で縫合するか，短時間で終わるけれども痛みを伴うスキンステープラーを使うか．ここではもう１つの選択肢，hair apposition technique（HAT）を紹介します．HATは，毛髪を言わば備えつけの縫合糸代わりとしてうまく使用し，創を寄せるテクニックで，より安く，早く，痛みの少ない方法として知られています[7]．

1 適応

　汚染が強くない，出血のコントロールできた，10cm未満の皮膚緊張の強くない創に対して使用可能です．毛髪の長さは，術者の技能によりますが1～3cm以上あることが望ましいでしょう．処置後，触って剝がしてしまうような年齢ではHATは難しいかもしれません．

　また，わが国で販売されている皮膚用接着剤（ダーマボンド®）の添付文書では，頭皮への使用を「創傷部の閉鎖，接合に支障をきたす可能性があるため」として禁忌としています．実際に頭皮につけるのではなく，毛髪につけて使用することでこの禁忌には当たらないと考えられますが，場合によっては臨床適用前に，院内の倫理委員会などに話を通しておくこともご検討下さい．

2 実際の使用方法

　まずは十分に洗浄し，創を評価して適応を判断します．準備ができたら，創の一方の皮膚の辺縁付近にある毛髪を5～15本束ねてねじり，対側も同様にして毛髪による２本の"紐"をつくって，指もしくは鑷子でつかみます．創を寄せるようにそれらを１周クロスさせ，絡み合っているポイントに2～3滴の皮膚用接着剤を滴下し固めます（図9）．同様の操作を繰り返し，創を閉鎖します．皮膚用接着剤の項（26頁）でも述べましたが，液体が創内に入らないように注意して下さい．

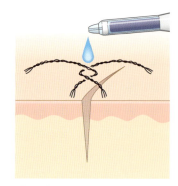

図9　hair apposition technique

3 処置後の説明と注意点

　処置後は，48時間は創部が濡れないように指導し，以降は軽くシャワーで流す程度なら入浴も可能

です。7〜10日程度で自然に脱落するため再診の必要もありません。

　限られた研究報告のみですが，適応を選べば縫合に劣らない効能が見込めると言われています[8]。処置にかかる時間，痛みが少なく，再診の必要もないため，患児や保護者にとってもありがたい方法かもしれません。

スキンステープラー

　スキンステープラー（図10）の最大のメリットは，何と言ってもその迅速さでしょう。小児の創処置では特に，処置の時間は短ければ短いに越したことはありません。

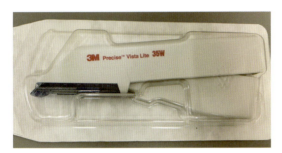

図10　スキンステープラー（3M™プリサイス™ビスタ ライト）

1 適応

　スキンステープラーは，頭皮の創に用いられることが多いかもしれませんが，四肢や体幹部でも直線状の挫創・切創であれば使用可能です。頭皮の創において，縫合した場合と比較して整容面で劣らなかったという研究報告もありますが，やはり創を寄せる際の微調整は難しいため，整容面で細心の注意を要する顔面や頸部の創には適しません。また，製品によって幅と深さが決まっているため，針糸では自在に操作できた組織の厚さ・創の深さに応じたバイトの調節が難しくなります。このことも考えた上で適応を決めたほうがよいでしょう。

2 実際の使用方法

　スキンステープラーを用いるまでの過程は，縫合する場合と変わりません。必要に応じて局所麻酔を行い，十分に洗浄します。1〜2針であれば局所麻酔は必要ないという考え方もありますが，痛みが強いと患児にとっては処置自体がトラウマとなりかねません。その場はすぐに終わるかもしれませんが，その日を境に「病院嫌い」になってしまう可能性があるため注意が必要です。

創縁から，有鉤鑷子もしくは2本の指で創を挟むように皮膚を保持し，スキンステープラーの中心が創の中心にくるよう，そして創と垂直になるように皮膚に優しく当てます。ゆっくりとトリガーを引き，針を打ち込みますが，決して強く押し当てないように注意して下さい。皮膚と針の間にわずかな隙間ができますが，これが正しい留め方です（図11）。5～10mm間隔で繰り返し針を打ち込んでいきます。

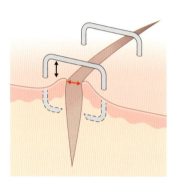

図11　スキンステープラーの正しい留め方
皮膚との間に少し隙間ができる（黒色両矢印）。
表皮を巻き込まないように注意する（赤色両矢印）。

3 処置後の説明と注意点

　処置後は，頭皮では薄く軟膏を塗布するだけでドレッシング材は不要です。そのほかの部位では，縫合の際と同様にドレッシング材で保護します。24～48時間後より自宅での流水洗浄，軟膏塗布を指導します。抜鉤のタイミングも縫合と同様で，小児の頭皮では5～7日程度が目安です。専用の抜鉤器が必要となりますので，フォローを開業医にお願いする際には注意が必要です。

　また，スキンステープラーは，CTでアーチファクトを引いて画像が乱れてしまう可能性があります[9]。MRIに関しては，スキンステープラーの添付文書に記載された条件を満たしていれば撮像は可能です。画像撮影の予定がある場合には，スキンステープラー使用前にこれらを留意しておくとよいでしょう。

文献

1) Valente JH, et al: Wound irrigation in children: saline solution or tap water? Ann Emerg Med. 2003;41(5):609-16.
2) Cochrane Database Syst Rev. 2012 Feb 15;(2).
3) Chatterjee JS: A critical review of irrigation techniques in acute wounds. Int Wound J. 2005;2(3):258-65.
4) Singer AJ, et al: Prospective, randomized, controlled trial of tissue adhesive (2-octyl-cyanoacrylate) vs standard wound closure techniques for laceration repair. Stony Brook Octylcyanoacrylate Study Group. Acad Emerg Med. 1998;5(2):94-9.

5) Mertz PM, et al：Barrier and antibacterial properties of 2-octyl cyanoacrylate-derived wound treatment films. J Cutan Med Surg. 2003；7(1)：1-6.
6) Bruns TB, et al：Using tissue adhesive for wound repair：a practical guide to dermabond. Am Fam Physician. 2000；61(5)：1383-8.
7) Lin M：Trick of the Trade：Hair apposition technique (HAT trick).
[https://www.aliem.com/2009/09/trick-of-trade-hair-apposition/]
8) Hock MO, et al：A randomized controlled trial comparing the hair apposition technique with tissue glue to standard suturing in scalp lacerations (HAT study). Ann Emerg Med. 2002；40(1)：19-26.
9) Lipsett S：Closure of minor skin wounds with staples. Stack AM, et al, ed：UpToDate. Waltham, MA：UpToDate Inc.
[https://www.uptodate.com] (Accessed on June 26, 2019)

参考文献

- Trott AT：Wounds and Lacerations Emergency Care and Closure. 4th ed. Elsevier, 2012.
- 北原　浩, 編著：ERの創傷—エビデンスと経験に基づくプラクティス. シービーアール, 2012.
- 夏井　睦：創傷治療の常識非常識—【消毒とガーゼ】撲滅宣言. 三輪書店, 2003.
- Forsch RT：Essentials of skin laceration repair. Am Fam Physician. 2008；78(8)：945-51.
- Worster B, et al：Common questions about wound care. Am Fam Physician. 2015；91(2)：86-92.
- Hollander JE, et al：Assessment and management of scalp lacerations. Stack AM, et al, ed：UpToDate. Waltham, MA：UpToDate Inc.
[https://www.uptodate.com] (Accessed on June 26, 2019)
- Mankowitz SL：Laceration Management. J Emerg Med. 2017；53(3)：369-82.
- Waterbrook AL, et al：Do topical antibiotics help prevent infection in minor traumatic uncomplicated soft tissue wounds？ Ann Emerg Med. 2013；61(1)：86-8.

もっと勉強したい人のために

- Trott AT：Wounds and Lacerations Emergency Care and Closure. 4th ed. Elsevier, 2012.

  創傷処置のバイブルとも呼べる一冊です。道具の正しい持ち方から教えてくれる，救急外来で創処置に携わる方はぜひ読んでおきたい必読教科書です。

コラム

軟膏について

　皆さんの施設ではどのような軟膏を使用しているでしょうか。前述のように，創傷治癒の過程で乾燥は良くないことがわかっており，軟膏は湿潤環境を保つ上では有用なアイテムです。

　抗菌薬含有軟膏と白色ワセリンではどちらが良いのか，いくつかの研究報告の結果をまとめると，どうやら抗菌薬含有軟膏のほうが感染率が低下すると言えそうです[1,2]。しかし，海外の研究報告で用いられている抗菌薬含有軟膏は，ネオマイシン硫酸塩，バシトラシン，ポリミキシンBなどが主流で，それ以外の抗菌薬含有軟膏での効能ははっきりとわかっていません。

　筆者の施設ではアミノグリコシド系のゲンタシン®軟膏が採用されていますが，白色ワセリンのほうが安価であることや，擦過傷や比較的汚染の少ない創では十分な洗浄を行えばそもそも感染率が低いことをふまえ，症例に応じた使用にとどめています。

文献

1)　Mankowitz SL: Laceration Management. J Emerg Med. 2017;53(3):369-82.

2)　Waterbrook AL, et al:Do topical antibiotics help prevent infection in minor traumatic uncomplicated soft tissue wounds? Ann Emerg Med. 2013;61(1):86-8.

コラム

LET（リドカイン，エピネフリン，テトラカインの合剤）

　針を使わない局所浸潤麻酔として，リドカイン塩酸塩（lidocaine hydrochloride），エピネフリン（epinephrine），テトラカイン塩酸塩（tetracaine hydrochloride）の合剤「LET」の有効性が報告されています。LETは他の局所麻酔と同等の効果が得られるとされ，欧米では広く用いられていますが，わが国での使用経験は限られているようです[1~3]。

　筆者の施設では主に小児の顔面や頭皮の処置で，保護者の同意のもとでLETによる鎮痛を行っています。海外での報告とわが国で使用可能な薬剤の状況をふまえ，当院では4%リドカイン5mL，0.1%エピネフリン5mL，テトラカイン60mgの混合液を作成し，使用時には1～3mLを綿球に染み込ませ，創部に当ててテープやポリウレタンフィルムで固定し，20～30分程度浸潤させます。

　リドカインとテトラカインによる鎮痛に加え，エピネフリンは局所の血管収縮を起こして出血を防ぐだけでなく，薬剤の全身への吸収を遅らせる働きをします。鎮痛が十分であればそのまま創処置を行いますが，必要に応じて局所注射を追加します。LETの鎮痛効果がある程度あるため，局所注射の痛みも和らげることができます。エピネフリン含有であるため，血管収縮による虚血の懸念から指先，耳，陰茎への使用は禁忌と考えられていますが，指の創処置において安全に使用できたという報告もあり（ただしゲル状にして使用した研究）[4]，その適応は広がりつつあるかもしれません。さらなる報告を待ちたいところです。

　注意点としては，局所麻酔中毒が挙げられます。口腔などの粘膜，生後1カ月以下の乳児，3mL以上を要する大きさの創では使用を避け，LET使用の際には十分に説明を行い，同意書を取得した上で行っています。

文献

1）Schilling CG, et al：Tetracaine, epinephrine (adrenalin), and cocaine (TAC) versus lidocaine, epinephrine, and tetracaine (LET) for anesthesia of lacerations in children. Ann Emerg Med. 1995；25（2）：203-8.

2）Harman S, et al：Efficacy of pain control with topical lidocaine-epinephrine-tetracaine during laceration repair with tissue adhesive in children：a randomized controlled trial. CMAJ. 2013；185（13）：E629-34.

3）Singer AJ, et al：Pretreatment of lacerations with lidocaine, epinephrine, and tetracaine at triage：a randomized double-blind trial. Acad Emerg Med. 2000；7（7）：751-6.

4）White NJ, et al：The anesthetic effectiveness of lidocaine-adrenaline-tetracaine gel on finger lacerations. Pediatr Emerg Care. 2004；20（12）：812-5.

参考文献

● Trott AT：Wounds and Lacerations Emergency Care and Closure. 4th ed. Elsevier, 2012, p34, 49.

I 総論

「小児はニガテ…」な人も知っておきたいアレコレ

5 鎮静・鎮痛

朱田博聖

ポイント

➡ 鎮痛を十分に行うようにする

➡ 鎮痛・鎮静に伴うリスクを考え，行う処置とのバランスを考える

➡ 鎮静・鎮痛を安全に行うために人員，モニタリングなど準備をする

➡ 薬剤によらない鎮静も考える

　小児患者の検査・処置をするとき，しばしば鎮痛および鎮静が必要になります。患児が強い痛みを持つとき，侵襲的な処置を行うとき，検査に不動化が必要なときなど適応は様々です。適応ある患児に対して適切な鎮痛や鎮静を行うことは，救急外来において医師が行う通常業務のひとつであり，procedural sedationと言われます。

小児の特徴

1 適応

　成人と比して小児の鎮静の特徴は，まずその適応にあります。疼痛が強い児や不安が強い児において，しばしば手技や検査が困難となる場合があり，それら手技や検査を安全に行えるよう，疼痛や不安に対して介入するための鎮痛・鎮静が必要となるときがあります。その際，目の前の患児の疼痛の程度や精神状態の評価が必要です。

　成人患者と比して，小児患者は適切な鎮痛を受けていないと報告されています[1]。たとえば，骨折した患児のX線を撮影するときに，激しく泣いていても投薬を控えられる場合が多いのではないでしょうか？　これは，日本に限らず欧米諸国でも指摘されており，小児の鎮痛に関する知識を深めることの重要性を，我々救急医療に従事する医療者は認識しなくてはなりません。

2 合併症

　鎮静時の合併症として最も頻度が高いものは，気道および呼吸器系の合併症です[2]。小児患者は低換気から低酸素へ至るまでの時間が短く，成人患者と比して鎮静に伴うリスクが高くなります。そのため，事前準備や適切な人員の配置が特に重要です。

診療の実際

1 鎮痛

1）疼痛の評価

　救急外来に来院する患者の多くは，成人・小児にかかわらず様々な程度の疼痛を抱えています。患者がどの程度の疼痛を抱えているか，可能であればFaces Pain ScaleやFLACC scale（表1）などを用いて定量的に評価し，対応することが求められます。小児医療において，「子どもが感じる痛みを適切に評価し，それに対して治療を行うこと」は重要な要素であり，痛みに対する適切な治療がなされないことは倫理的に問題があると指摘されています[3]。

表1　FLACC scale

	スコアリング		
	0	1	2
Face（表情）	無表情または笑顔	時折しかめっ面，眉をひそめている，うつむく，無関心	頻繁または持続的なしかめっ面，歯ぎしり，戦慄く
Legs（下肢）	正常肢位またはリラックス	落ちつきがない，じっとしていられない，緊張	足を蹴る，突っ張る
Activity（活動性）	おとなしく横になっている，正常位，容易に動く	じっとしていない，体位変換を繰り返す，緊張	反り返る，硬直する，ひきつけ
Cry（啼泣）	泣いていない	うめく，めそめそ泣く，時折苦痛を訴える	泣き続ける，悲鳴をあげる，泣きじゃくる，不満を訴え続ける
Consorability（安静度）	満足している，リラックス	ときどきタッチングや抱っこ，声かけをすると落ちつく，注意散漫になることもある	慰めたり，安心させたりすることが困難

0点：リラックスし快適
1～3点：軽度の不快感
4～6点：中等度の痛み
7～10点：重度の不快感/痛み

2) 鎮痛法

multimodal analgesiaという概念があり，疼痛コントロールには様々なアプローチがあることを示しています（図1）[4]。経静脈的に投薬を行う，局所麻酔（神経ブロックを含む）を行うなど，患者に必要な鎮痛法を考えます。状況によっては，複数の異なる機序による鎮痛の組み合わせを考えることが必要となります。小児の鎮痛に対しても，同様のアプローチを用いると考えやすいです。

日本国内で使用可能な鎮痛薬（局所麻酔を除く）は，大きくわけて経口投与，経直腸投与，経静脈投与がなされます。日本国内では適応外使用となりますが，欧米諸国では点鼻で投与する薬剤も多いです。よく使用される薬剤を表2[5]に示します。

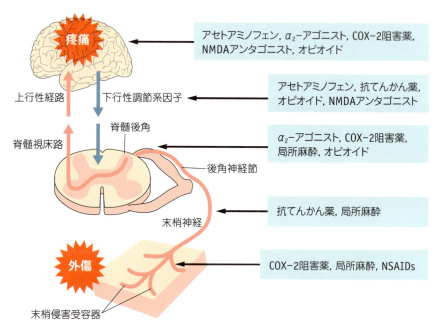

図1　疼痛コントロールの様々なアプローチ

COX-2：cyclooxygenase-2
NMDA：N-methyl-d-aspartate
NSAIDs：non-steroidal anti-inflammatory drugs

（文献4をもとに作成）

表2　よく使われる鎮痛薬

	投与量	効果発現時間（分）	効果持続時間（分）	コメント
フェンタニル	静注：初回 1.0μg/kg。最大50μg/回（鎮痛が得られるまで3分ごとに投与を考慮する）	3～5	30～60	ベンゾジアゼピン系の薬剤と併用する際には，投与量を減量する
モルヒネ	静注：初回0.05～0.15mg/kg。最大3mg/回（鎮痛が得られるまで5分ごとに投与を考慮する）	5～10	120～180	ベンゾジアゼピン系の薬剤と併用する際には，投与量を減量する

（文献5より抜粋し翻訳）

非常に強い疼痛の訴えがある患児や，明らかに侵襲処置が行われることが予想される外傷（変形を伴う骨折など）のある患児に対しては，経静脈でオピオイド（モルヒネ塩酸塩やフェンタニル）の投与を行います．処置後などの安定した状態で，軽度～中等度の疼痛を持つ患児の場合はアセトアミノフェンが中心に使用されますが，小児の救急患者には投与量が少なくなる傾向の報告もあるため，体重に応じて十分な量を使用しなければなりません．

2 鎮 静

1）鎮静に求められる安全性

　図2[6]に，医療行為に求められる安全性を示します．鎮静には，ASA 1（American Society of Anesthesiologists physical status classification 1）相当の児における全身麻酔（general anesthesia）と同等もしくはそれ以上のリスクコントロールが要求されます．この場合のリスクは「合併症」として考えます．鎮静は，必要なときには行うべきですが，合併症を起こさないための準備，もしくは合併症が起きた場合に早く対応できる体制を整える必要があります．そのためには，鎮静前準備，鎮静中と鎮静後の患者観察のための体制整備を考えなければなりません．

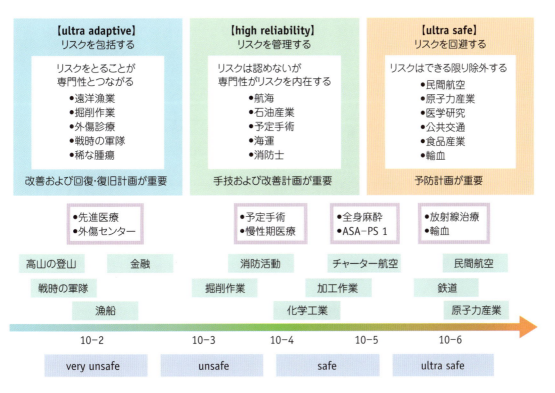

図2　安全のための3つの対照的なアプローチ　　　　　　　　　　　　　　　　　（文献6より引用改変）

2) 鎮静のための準備

①薬剤

鎮静に用いる薬剤の適応や用量（特に小児では重要），合併症について習熟することが，鎮静に関わる医療スタッフに求められます。自施設で使用する薬剤に関する知識の確認を，医療スタッフ同士で行うことが望ましいでしょう。特に，薬剤の添付文書に今一度目を通すことが必要です。そして，実際の投薬に対する反応は患者の全身状態，鎮静前の疼痛や不安の程度により異なるため，後述する準備とモニタリングが重要です。

使用頻度の多い鎮静薬を**表3** [5] に示します。procedural sedationを行う際には，鎮静とともに鎮痛を意識して行うことが重要です。**表3**で示された薬剤のうち，ケタミン以外は鎮痛作用を有していません。そのため，鎮静後に疼痛刺激が加わった際には容易に覚醒し，さらなる投薬を要する事態が生じることにより，投与量が増加することが危惧されます。

②管理

人・モニタリング：鎮静中は患者のモニタリングが必要です。モニタリング機器をそろえることも必要ですが，鎮静中の患者を監視する専任の医師もしくは医療スタッフが存在する環境を設定することが重要です。監視を担当する医療スタッフは，鎮静の合併症，特に無呼吸や気道閉塞，喉頭痙攣など呼吸器系の合併症が生じた際に適切な対応が取れることが望ましいです。具体的には，小児二次救命処置（pediatric ad-

表3　よく使われる鎮静薬

	投与量	効果発現時間（分）	効果持続時間（分）	コメント
ミダゾラム	静注（0〜5歳）：初回0.05〜0.1mg/kg，最大投与量0.6mg/kg 静注（6〜12歳）：初回0.025〜0.05mg/kg，最大投与量0.4mg/kg	静注：2〜3	静注：45〜60	オピオイドと併用する際には投与量を減量する患者の興奮を惹起することがある
プロポフォール	静注：1.0mg/kg，必要に応じて0.5mg/kgずつ追加投与	静注：＜1	静注：5〜15	低血圧や呼吸抑制に注意する
ケタミン	静注：初回1〜1.5mg/kgを1分以上かけて緩徐に静注（必要に応じて10分ごとに投与を考慮する）	静注：1	静注：解離15（回復60）	鎮痛効果を有する 禁忌が多いため添付文書でチェックが必要である
トリクロホスナトリウム（トリクロリールシロップ）	経口：25〜80mg/kg，30分後25〜50mg/kg追加投与可 最大投与量2g，もしくは100mg/kg（どちらか少量のほう） 新生児は単回投与	経口：15〜30	経口：60〜120	3歳以上で効果不安定

（文献5より抜粋し翻訳・改変）

vanced life support；PALS）に準じた患者の評価や，必要なときに呼吸の補助を行えることが望まれます。特に近年は，気道確保のための声門上デバイスの使用が増えてきており，その扱いに習熟することが望ましいでしょう。また，鎮静中には患者のバイタルサイン（血圧，脈拍数，呼吸数，酸素飽和度）を継続して測定する必要があります。小児の鎮静における合併症の中で気道・呼吸に占める割合は高く65〜80％程度と言われるため，報告により異なりますが，そのモニタリングは欠かせません。酸素飽和度に加えて，中等度以上の鎮静の際にはできる限り呼気終末二酸化炭素モニター（カプノメーター）で換気の評価を行うことで，呼吸器系の合併症に早期に気づくことが可能となります[7]。

場所：鎮静を行う際には，モニタリング機器，人員，処置に要する空間，緊急カートなどを配置する空間が必要です。そして，患者の有するリスクとその程度，現在いるスタッフのみで有事の際に対処できるのかを考えておきましょう。救急外来で鎮静を行うリスクが患者の受けるメリットを上回るときには，麻酔科へのコンサルトなど手術室での処置を考えなくてはなりません。なお，基本的に救急外来においてはASA 3以上の患者の鎮静，特にdeep sedationは積極的には推奨されません。

物品：蘇生の事態に対応できるように，小児のサイズに合わせた蘇生物品を用意し，故障の有無の点検と物品の扱いに習熟しておくことが必要です。**表4**に準備しておく物品の一例を挙げます。これらは，鎮静における合併症に対応するために必要な物品です。

表4　鎮静時に用意する物品

S（Suction；吸引）	適切なサイズの吸引チューブ／吸引源
O（Oxygen；酸素）	適切なサイズの酸素マスク・蘇生バッグとマスク／酸素源
A（Airway；気道）	適切なサイズの経鼻／経口エアウェイ 適切なサイズの声門上デバイス 喉頭鏡と適切なサイズのブレード 適切なサイズの気管チューブ
P（Pharmacy；薬剤）	蘇生薬や拮抗薬
M（Monitors；モニター）	心電図モニター 酸素飽和度モニター 適切なサイズの血圧計カフ 呼気終末二酸化炭素モニター
E〔（Special）Equipment and drugs；蘇生用物品〕	救急カート／除細動器

"**SOAP ME**"と覚える。

③鎮静前患者評価

鎮痛・鎮静前に患者の系統的な評価を行うことで合併症が低下すると言われています[8]。特に低年齢の患児や，基礎疾患を有する患児は鎮静のリスクが増大するとの報告もあり，既往や今までの鎮静および全身麻酔歴を聴取することは重要です。鎮静前に必要な身体所見と情報を得ておきましょう。患児の年齢と体重，バイタルサインを得て，そして使用予定薬剤の禁忌事項，アレルギー歴，内服薬，既往歴，最終飲食などを確認し，身体所見をとります。

④鎮静の深さ

事前にどの程度の鎮静を行うのか計画する必要があります。鎮静の深さにより，モニタリングや医療スタッフに求められる技術が異なります。処置や検査の内容，患者状態から考えますが，鎮静のレベルに関しては米国麻酔科学会や米国小児科学会で考えられた基準をもとに計画されることが多いです。鎮静レベルは刺激に対する反応から4つに分類され，それぞれの鎮静レベルにおいて，呼吸・循環動態への影響も異なります（**表5**）[9, 10]。

しかし，鎮静レベルは常に変動するものであり，合併症の頻度も鎮静レベルとともに変化していくことを考慮しなければなりません。鎮静中は鎮静のレベルを継続して評価し，計画より深いレベルの鎮静に達したときには介入が必要です。前述した監視を担当する医療スタッフは，計画された鎮静レベルより1つ上の鎮静レベルに至った

表5 鎮静の深さと必要な技術

	minimal sedation（浅鎮静）	moderate sedation（中等度鎮静）	deep sedation（深鎮静）	general anesthesia（全身麻酔）
刺激への反応	呼びかけに適切な応答	呼びかけや軽い刺激で合目的的な運動	刺激の繰り返しや痛み刺激で合目的的な運動	痛み刺激に反応がない
気道の開通	影響なし	介入を要しない	介入を要することがある	介入をしばしば要する
自発呼吸	影響なし	十分に認められる	不十分であることがある	不十分である
循環動態	影響なし	通常保たれる	通常保たれる	保てないことがある
医療スタッフに求められる技術		無呼吸や喉頭痙攣に対して用手的気道確保や吸引，マスク換気やCPAPをかけられる技術 静脈路確保が行える人員が1人いることが望ましい	無呼吸や喉頭痙攣に対して用手的気道確保や吸引，マスク換気やCPAPをかけられる技術 気管挿管や心肺蘇生，静脈路確保が行える人員が1人いることが望ましい	

CPAP：continuous positive airway pressure（持続陽圧呼吸療法）

（文献9，10より引用改変）

際にも，合併症への対応がとれる技術を有していなければなりません。適切な介入のためにはもちろん，その介入に備えたモニタリングおよび物品の準備を怠ってはならないことは前述の通りです。

3) 鎮静

鎮静を行うための場所，物品や人員がそろえられ，患者評価と鎮静目標が定まったら，実際の鎮静を行います。鎮静中も，患者のバイタルサインを経時的に監視し，記録に残す必要があります。

4) 鎮静後患者評価

鎮静後には，嘔気・嘔吐，喉頭痙攣，覚醒時興奮などが生じる可能性があり，経過観察が必要です。鎮静後の回復室の退室基準および帰宅基準を示します（**表6**）[9]。モニタリングが継続できる環境で，基準を満たすまで経過観察をすることが求められます。

表6 鎮静後帰宅基準の一例

1. 気道が開通しており，循環動態が安定している
2. 容易に覚醒しており，また咳嗽などの反射が保たれていること
3. 会話が可能であること（発達レベルに応じる）
4. 自力坐位が可能であること（発達レベルに応じる）
5. （意識レベルおよび会話，坐位などの評価が難しいとき）鎮静前と同じレベルに近づいていること
6. 飲水を行えること
7. 自宅で観察を行う保護者がおり，帰宅に納得していること

（文献9より抜粋）

3 非薬物的介入

疼痛をコントロールし，必要なときに鎮静を行うことで，安全な手技や検査を行うことが可能となります。しかし，それだけでは十分でない場合も多いです。鎮静薬の投与までは要しないものの，患児の不安が強く協力が得られない，そもそも暴れてしまっている，局所麻酔をしても「痛い」と言って大きく動いてしまうなど，日常診療でよく見かける光景です。そのときには非薬物的な介入が必要となります。特にMRIにおける鎮静では，近年よく行われています。

時間に余裕のない小児科外来・救急外来でも，各施設で診察や処置のときに，おもちゃで遊んでもらう，DVDを見てもらう，母親に抱っこしてもらいながら診察を行うなどの工夫をしていると思われます。いずれも体位の工夫や，気を紛らわせる工夫ですが，有効性を感じる場合が多く，不安に対する効果を認める報告も多くあります[11]。

年齢別に考えると，乳幼児の場合には保護者と離れるときに強い恐怖を感じるため，処置のときにも親と一緒に（抱っこのままなど）いられるよう考慮してもよいでしょう。また，学童以降であれば，侵襲度が強い場合にDVDなどで注意をそらしながら必要な処置を行うことも可能です。「処置を行う＝親と離す」という画一的な考えは持たないほうがよいでしょう。

まとめ

　大事なのは，目の前の患児に対して，十分な鎮痛を行い不安を取り除くことです。鎮静薬投与はその一手段であり，自施設で何が行えるかを考え，患児にとって最も安全で有効な手段を選ぶべきです。その目的を達成するために，自施設の体制を整備し，準備をしておくことが重要です。

文 献

1) Ellis JA, et al: Pain in hospitalized pediatric patients:how are we doing? Clin J Pain. 2002;18(4):262-9.

2) Malviya S, et al: Adverse events and risk factors associated with the sedation of children by nonanesthesiologists. Anesth Analg. 1997;85(6):1207-13.

3) Walco GA, et al:Pain, hurt, and harm. The ethics of pain control in infants and children. N Engl J Med. 1994;331(8):541-4.

4) Sullivan D, et al:Exploring Opioid-Sparing Multimodal Analgesia Options in Trauma:A Nursing Perspective. J Trauma Nurs. 2016;23(6):361-75.

5) Moderate and Deep Sedation in Clinical Practice. 2nd ed. Urman RD, et al, ed. Cambridge University Press, 2017.

6) Vincent C, et al: Safer Healthcare Strategies for the Real World. 1st ed. Springer, 2016, p29.

7) Lightdale JR, et al:Microstream capnography improves patient monitoring during moderate sedation:a randomized, controlled trial. Pediatrics. 2006;117(6):e1170-8. Epub 2006 May 15.

8) Hoffman GM, et al:Risk reduction in pediatric procedural sedation by application of an American Academy of Pediatrics/American Society of Anesthesiologists process model. Pediatrics. 2002;109(2):236-43.

9) Guideline for Monitoring and Management of Pediatric Patients Before, During, and After Sedation for Diagnostic and Therapeutic Procedures:Update 2016. Pediatr Dent. 2016;38(5):77-106.

10) Coté CJ, et al:Guideline for Monitoring and Management of Pediatric Patients Before, During, and After Sedation for Diagnostic and Therapeutic Procedures. Pediatrics. 2019;143(6).

11) Sola C, et al:Childhood preoperative anxiolysis:Is sedation and distraction better than either alone? A prospective randomized study. Paediatr Anaesth. 2017;27(8):827-34.

もっと 勉強したい人のために

- Bailey B, et al：Managing Pediatric Pain in the Emergency Department. Pediatric Drugs. 2016；18(4)：287-301.

  小児救急外来で行う疼痛のアセスメント，薬物的介入についてのレビューです。

- 堀本　洋，編著：こどもの検査と処置の鎮静・鎮痛. 中外医学社, 2013.

  鎮静については国ごとにいろいろな違いがありますが，日本における小児の鎮静についてわかりやすく書かれています。また，医療事故と判断についても述べられており，目を通しておきたい一冊です。

- Coté CJ, et al：Guideline for Monitoring and Management of Pediatric Patients Before, During, and After Sedation for Diagnostic and Therapeutic Procedures. Pediatrics. 2019；143(6).

  こちらのガイドラインは読み込むことが大事です。

I 総論

「小児はニガテ…」な人も知っておきたいアレコレ

6 輸 血

海老原直樹

ポイント

➡ 有効期限内の輸血製剤でも異常がないか実物を見て確認する

➡ 赤血球液，新鮮凍結血漿，濃厚血小板それぞれの投与目的を理解しておく

➡ 輸血製剤に含まれるクエン酸によりCa^{2+}が低下するため，Ca^{2+}の補充は重要

➡ 大量輸血に伴い合併症の頻度・重症度が上がり，全身管理が必要になる

　輸血療法について，ガイドラインを中心に解説します。普段外傷になじみのない医師や初期研修医でも日常診療のポイントをつかめるように心がけています。詳細事項は成書に譲りますので，サクサク読み進めて頂ければと思います。

輸血療法

　輸血は他人の血液成分を投与する臓器移植の一種です。輸血製剤は限りある資源であり，適正使用が求められます。年間の献血者数は約470万人（2018年）で年々減少しています。各輸血製剤の投与閾値や上昇予測値を把握し，過量投与にならないようにしましょう。

　輸血製剤の種類を図1に，保存温度／方法，有効期限を表1に示します。

1 輸血製剤の使用にあたって

　輸血製剤によって保存温度／方法と有効期限が異なるため注意が必要です。特に，赤血球数（red blood cell；RBC）は保存期間が長くなるとカリウム（K）の値が高くなるため（図2），高カリウム血症や腎機能障害時は，保存期間が短い製剤を使用する，K吸着フィルターを使用する，などの対策が必要です。

　また，有効期限内ではあるものの，長期間保存後のRBCの黒色変化やPCの凝集／凝固物は細菌感染をきたしている可能性があります。実際に血液バッグを確認してから投与するようにしましょう。

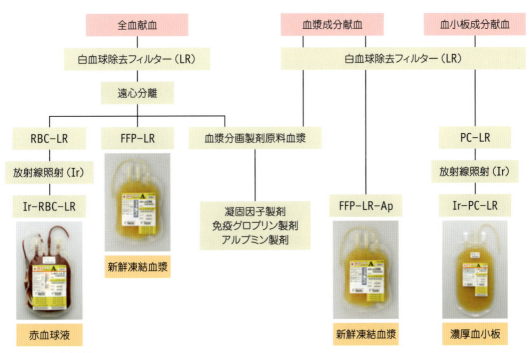

図1 輸血製剤

LR：leukocytes reduced, RBC：red blood cell, FFP：fresh frozen plasma
PC：platelet concentrate, IR：irragiated, Ap：apheresis

表1 保存温度と有効期限

輸血製剤	赤血球液（RBC）	新鮮凍結血漿（FFP）	濃厚血小板（PC）
保存温度	2〜6℃	−20℃以下	20〜24℃
有効期限	採血後21日間	採血後1年間	採血後4日間
注意事項	血液バッグ開封後，6時間以内に輸血を完了する	融解後24時間以内に使用する	ゆるやかに振盪する 冷所保存しない

＊：RBC 1単位140mL，FFP 1単位120mL，PC 1単位20mL
RBC：red blood cell, FFP：fresh frozen plasma, PC：platelet concentrate

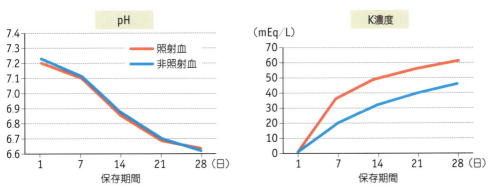

図2 保存期間と放射線照射の有無によるpHとK血中濃度の変化
放射線照射および保存期間により組成は変化する（特にKに注意）。

輸血製剤は単独投与が原則で，特にブドウ糖溶液やカルシウムイオン（Ca^{2+}）を含む製剤との併用は避けて下さい。ブドウ糖溶液と血液が混合すると赤血球の凝集や溶血を起こし，さらにCa^{2+}と血液が混合すると凝固してしまいます。輸血製剤を投与する前に使用していた静脈路にブドウ糖溶液やCa^{2+}を含む製剤が流れていた場合は，生理食塩水を用いて静脈路をフラッシュしましょう。

2 外傷診療，出血傾向を認める際のRBC，FFP，PCの投与の実際 (表2)[1]

RBC，FFP，PCの投与の実際を紹介します。既往歴のない小児の受診／救急搬送を想定した内容となっています。チアノーゼ性心疾患が既往にある場合，体外循環装置使用中などでは，投与基準が異なるため注意が必要です。

表2 赤血球液，新鮮凍結血漿，濃厚血小板の投与目標

輸血製剤	赤血球液（RBC）	新鮮凍結血漿（FFP）	濃厚血小板（PC）
投与目標	Hb 7g/dL以上	Fib 150mg/dL以上	Plt 5万/μL以上

RBC：red blood cell，FFP：fresh frozen plasma，PC：platelet concentrate

（文献1をもとに作成）

1) 赤血球液（RBC）

RBCを投与する目的は，ヘモグロビン（Hb）値を適正化し，酸素運搬能を保ち循環を安定させることです。Hb 7g/dL以上を目標にRBCを投与することが一般的です。

予測上昇Hb値（g/dL）＝投与Hb量（g）/循環血液量（dL）*

*：RBC 1単位（140mL）のHbを26.5g（19g/dL）とする。

循環血液量を0.8dL/kgと想定し，10mL/kgのRBCを投与するとHbは約2.4g/dL上昇します。持続的に出血を認める際は，その量も考慮し投与量を設定します。

2) 新鮮凍結血漿（fresh frozen plasma；FFP）

FFPを投与する目的は，凝固因子低下による出血傾向に対する補充です。凝固因子によって血中回収率は異なりますが，フィブリノーゲン（Fib）150mg/dL以上，プロトロンビン時間（prothrombin time-international normalized ratio；PT-INR）1.5～2.0以下を目標にFFPを投与するのが一般的です。

予測上昇凝固因子活性（％）＝FFP投与量（mL）×血中回収率（％）/循環血液量（mL）*

*：血中回収率を80％で計算する。

循環血液量を80mL/kgと想定し，10mL/kgのFFPを投与すると予測上昇凝固因子活性は10％となります。凝固障害をきたしている外傷は，重症外傷の可能性が高いです。

　また，大量輸血（24時間以内に循環血液量と同量，またはそれ以上の輸血が投与される，40mL/kg以上の輸血）時は，RBCと同量程度のFFPが必要になるとされています。持続的な出血に伴う消費性凝固障害と細胞外液やRBC投与による希釈性凝固障害の影響と考えられています。

3) 濃厚血小板（platelet concentrate；PC）

　PCを投与する目的は，血小板（Plt）低下や出血傾向に対するPltの補充です。Pltの目標値は，出血傾向がある場合は5万/μL以上を目標にPCを投与するのが一般的です。つまり，外傷などの持続的な出血を認めている場合は，Pltを5万/μL以上になるようにします。

$$予測Plt増加数（/\mu L）＝輸血Plt総数／循環血液量（mL）×10^3×2/3^*$$

＊：PC 1単位（20mL）：$0.2×10^{11}$個以上のPltを含む。
＊：輸血されたPltの1/3は脾臓で捕捉される。

　循環血液量を80mL/kgと想定し，10mL/kgのPCを投与すると予測Plt増加数は8.3万/μLとなります。PCは予約製剤であり，院内在庫はありません。投与が必要となることがわかりしだい，輸血部/検査科に連絡し取り寄せてもらうようにしましょう。出血傾向がなければ，血小板は1万/μL程度でも十分ですが，重症外傷時に出血は付きものです。大量輸血時はRBCやFFPと同単位程度のPCが必要になることが多いため，輸血部/検査科との連携が重要です。

3 投与速度

　各輸血製剤の投与速度は，全身状態，バイタルサイン，活動性出血の有無などで変わります。全身状態不良時では急速投与を要し（FFP，PCは，過度の凝固障害，血小板減少により活動性出血がある場合などにはボーラスすることがある），安定時では各輸血製剤とも10mL/kgを2〜4時間程度で投与し再評価します。

合併症と対処法

　輸血製剤投与に伴う合併症と対処法です。急性，遅発性による時間軸と免疫学的機序の有無にわけて分類します（図3）。

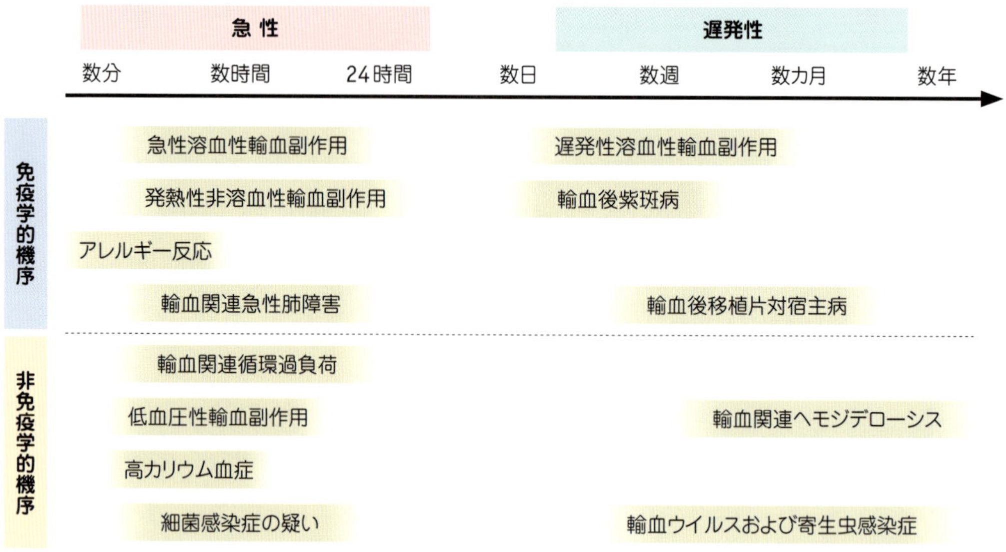

	急 性			遅発性		
	数分	数時間	24時間	数日	数週	数力月	数年

免疫学的機序

急性溶血性輸血副作用　　　　　　　　遅発性溶血性輸血副作用

発熱性非溶血性輸血副作用　　　　　　輸血後紫斑病

アレルギー反応

輸血関連急性肺障害　　　　　　　　　輸血後移植片対宿主病

非免疫学的機序

輸血関連循環過負荷

低血圧性輸血副作用　　　　　　　　　輸血関連ヘモジデローシス

高カリウム血症

細菌感染症の疑い　　　　　　　　　　輸血ウイルスおよび寄生虫感染症

図3 輸血に伴う合併症と発現時間

　アレルギー反応，アナフィラキシーショック時の対処法は通常通りです。アナフィラキシーショック時は，迅速にアドレナリン0.01mg/kg（最大0.3mg）を筋注します。抗ヒスタミン薬やステロイドの投与も同様に推奨されています。また，輸血製剤投与に伴うアレルギー反応の既往がある場合は，抗ヒスタミン薬を予防投与してもよいとされています。

1 溶血性輸血副作用

　急性溶血性輸血副作用はABO不適合輸血が大部分で，24時間以内に発熱，ヘモグロビン尿，Hb低下，乳酸脱水素酵素（lactate dehydrogenase；LDH）上昇などを認めます。病態として血管内溶血が挙げられます。全身状態の悪化から急性腎障害，ショックを呈することがあり，全身管理が必要になることがあります。

　遅発性溶血性輸血副作用は不規則抗体によることが多く，24時間以降に急性溶血性輸血副作用とほぼ同様の症状を呈します。病態として血管外溶血が挙げられます。無症状で経過することが多いですが，稀に重度の溶血反応を起こすことがあるため注意が必要です。

2 輸血関連急性肺障害，輸血関連循環過負荷

　呼吸障害をきたすものとして，輸血関連急性肺障害（transfusion-related acute

lung injury；TRALI）と輸血関連循環過負荷（transfusion-associated circulatory overload；TACO）があります。どちらも輸血後6時間以内に急性発症し，胸部X線で浸潤影を認める急性呼吸不全を呈します。TRALIでは心負荷所見を認めませんが，TACOでは心負荷所見，脳性ナトリウム利尿ペプチド（brain natriuretic peptide；BNP）上昇を認めることから両者の鑑別を行います。

TRALIでは，重症であれば急性呼吸窮迫症候群に準じた治療を行い，TACOでは容量負荷に伴う心不全治療を行います。

大量輸血プロトコール（massive transfusion protocol；MTP）

MTPに関しては，外傷領域，心臓血管外科領域，産科領域での報告が多数を占めており，小児科領域の報告はほとんどなく，MTPを活用できる可能性はあるものの有効性は示されていません[2]。大量出血時は，消費性凝固障害とともに希釈性凝固障害を認め止血困難となるため，早期から凝固因子を補充することで，輸血量を減らし，転帰改善につながるとされています。各投与単位について，RBC：FFP：PCが1：1：1程度になるようにします[3]。

外傷診療では外傷死の三徴として，血液凝固異常，代謝性アシドーシス，低体温と言われているように，凝固障害のコントロールは重要です。さらに，輸血製剤に含まれるクエン酸の影響でCa^{2+}が低下するため，Ca^{2+}の補充も重要であり，外傷死の四徴とも言えるほどです。大量輸血に伴い合併症の頻度も重症度も上がるため，全身管理が必要になることを念頭に置きましょう。また，院内の緊急輸血時の対応を確認しておくことも重要です。

文 献

1) 厚生労働省医薬・生活衛生局：血液製剤の使用指針（平成30年3月）．
   [http://yuketsu.jstmct.or.jp/wp-content/uploads/2018/04/47872e774288f1e4553425b2da5e8965.pdf]
2) Maw G, et al：Pediatric Massive Transfusion：A Systematic Review. Pediatr Emerg Care. 2018；34(8)：594-8.
3) Holcomb JB, et al：Transfusion of plasma, platelets, and red blood cells in a 1：1：1 vs a 1：1：2 ratio and mortality in patients with severe trauma：the PROPPR randomized clinical trial. JAMA. 2015；313(5)：471-82.

参考文献

- 日本赤十字社：輸血用血液製剤取り扱いマニュアル 2018年12月改訂版.
  [http://www.jrc.or.jp/mr/relate/info/pdf/handlingmanual1812.pdf]
- 日本輸血・細胞治療学会：科学的根拠に基づいた輸血有害事象対応ガイドライン.
  [http://yuketsu.jstmct.or.jp/wp-content/uploads/2018/09/4eb059c6add26a781f22d3f4
  58e8bef0.pdf]
- 宮田茂樹：大量出血症例に対する血液製剤の適正な使用のガイドライン（Version 5.1；作成日：
  2019/01/29).
  [http://yuketsu.jstmct.or.jp/wp-content/uploads/2019/01/7d65d47d2a24abce33492c7
  9353a865f.pdf]

もっと 勉強したい人のために

- Valentine SL, et al：Consensus Recommendations for RBC Transfusion Practice in Critically
  Ⅲ Children From the Pediatric Critical Care Transfusion and Anemia Expertise Initiative.
  Pediatr Crit Care Med. 2018；19(9)：884-98.
  出血性・非出血性ショックや疾患分類で，Hb目標値を学びたい人にお勧めです．

- Roberts I, et al：The CRASH-2 trial：a randomised controlled trial and economic
  evaluation of the effects of tranexamic acid on death, vascular occlusive events
  and transfusion requirement in bleeding trauma patients. Health Technol Assess.
  2013；17(10)：1-79.
  トラネキサム酸の外傷診療における有効性を示した論文です．

「小児はニガテ…」な人も知っておきたいアレコレ

7 虐待への配慮

安田真人

ポイント

➡ すべての小児で虐待の可能性を考える
➡ 虐待を疑ったら，虐待以外の理由で入院させる。虐待を疑っていることを絶対に悟らせない！
➡ 本当に虐待かどうかは後日みんなで考えればよい

STEP1 救急外来で虐待を疑う

　救急外来は子どもが怪我で受診する主な場所なので，虐待から子どもを救う重要な場所になります。しかし，救急外来で虐待かどうかを判断することは困難です。明らかに暴力を振るわれた病歴を聴取できることは稀ですし，100％虐待と決定できる外傷もありません。

　救急外来の役割は，虐待の"可能性を拾い上げる"ことであり，虐待かどうかを"判断する"ことではありません。救急外来は虐待の可能性を疑う場に徹することが重要です。

1 虐待を疑うべき病歴，身体所見，外傷の種類

1) 病 歴
- 外傷や事故（誤飲，溺水など）が同時期に複数存在するか，繰り返している
- 保護者の述べる受傷理由では説明できない外傷や事故である
- 保護者の述べる病歴が変化する
- 受傷後に受診するタイミングが遅い

2) 身体所見（外傷以外）
- 多数の虫歯
- 不潔な皮膚状況

- 体重増加不良
- 低身長
- 院外心停止

3) 外傷の種類

- 外部から見えにくい部位（大腿内側部，腋窩部，背部，臀部，頭皮内など）に外傷が存在する
- 新旧混在した外傷がある
- 外傷から加害原因物（たばこ，ベルト，火箸，紐など）が容易に推定できる
- 外傷や熱傷の形が特徴的（輪郭がくっきり，パターン化している，小円形）
- 口腔内熱傷
- 乳児の骨折（歩行開始前の骨折）
- 硬膜下血腫（交通事故や第三者が目撃した墜落以外）

2 救急外来での情報収集

　虐待を疑っている雰囲気が伝わるだけで，加害者は子どもに口止めを試みるため，子どもからの情報開示を得るのが困難になります。子どもから開示が得られないと虐待を立証するのが難しくなるため，虐待対応に慣れていなければ詳細な聴き取りを救急外来で行うべきではありません。入院後に，虐待対応に慣れた医療スタッフが行うようにしましょう。

　救急外来で大事なことは，虐待の可能性に気づき，子どもの安全を守ることです。

救急外来で行うべき情報収集のコツ

①最初の問診

- トリアージの時点で虐待疑いであれば，最初から親と子どもを分離して話を聞く（子どもが親の話を聞いたあとに，子どもだけから話を聞いても，親の言った通りに話す可能性がある）
- 「虐待したのですか？」と直接的に質問しない
- 相手が話した言葉をそのまま，誰が話したかとともにカルテに記載する（医療者は要約しがちだが，虐待を疑うときは言葉をそのまま記載する）
- 客観的な事実や，相手が話したことだけをカルテに記載する。医療者が感じた内容や考えは記載しない
- あいまいな発言や不自然な発言もいったん受け入れて，そのままカルテに記載する

②子どもだけを分離して問診

- 診察中に虐待の可能性を疑った場合は，自然なタイミング（ルート確保や縫合など

の処置時や入院手続き中など）で保護者と別々になった際に子どもから病歴を聴取しましょう。

③救急外来で子どもに問診するときの注意点
- 「誰が？」と「何をした？」が聞けたら十分である
- 根掘り葉掘り聞かない
- 虐待の開示があっても驚かず，冷静に受け答えする（驚くと，話してはダメなことと子どもが思ってしまい二度と話してもらえなくなる）
- 子どもに状況を確認するときは，子どもが使った言葉を使うようにする
- 子どもはすぐに誘導されやすいので，closed question（「ここ叩かれたの？」など）をしない。open question（「どうしたの？」）で！
- 問診は一度きりにする（何度も聞くと撤回や発言の変更につながる）
- 嘘はつかない，できない約束はしない

3 Child Firstの原則：疑うべきかどうか迷ったら

虐待を疑う必要があるのかどうか，迷わない人はいません。医療者の最大の目的は犯人を特定し捕まえることではなく，子どもの安全を守ることです。保護せずに虐待を見逃すよりも，保護した結果，虐待ではなかったときに謝罪したほうがよいと思って，子どもの安全確保を第一に考えて下さい。また，虐待という認識は「子どもと家族への援助」へのきっかけになります。

STEP2 入院させる

医学的に入院が必要な外傷の場合は，入院理由の説明に困ることはありません。しかし，医学的に入院が必要ない外傷で虐待を疑った場合には，入院の必要性についての説明に困ることがあります。

その場合は，以下のような「器質的疾患の精査」や「安静での経過観察が必要」という理由で，保護者と本人に入院の必要性について説明して下さい。

骨折：「骨が折れやすい病気の可能性があるため，入院精査が必要です。」
頭部外傷：「安静での経過観察が必要です。」
腹部外傷：「安静での経過観察が必要です。」
多発する紫斑：「出血しやすい病気の可能性があるため，入院精査が必要です。」

STEP**3** Child Protection Team (CPT) へつなぐ

1 CPTとは

　虐待かどうかを判断し，通告すべきかどうか決断することを個人で行うのは非常に大きな負担になります。虐待対応に長けた多職種のチーム (CPT) で判断を行うことにより，個々人の負担を軽減することができます。最近は，多くの施設でこのCPTが設置されてきています。救急外来で虐待を疑ったあとはCPTに対応を依頼しましょう。

2 CPTへのつなぎ方

　院内にCPTがあるかどうか，どうすればCPTへつなぐことができるかをあらかじめ把握しておくことが重要です。CPTは虐待を疑った病院職員の誰からの連絡も受け付けるため，医師だけではなく，看護師やコメディカルもCPTへのつなぎ方を把握しておく必要があります。

3 早急にCPTへ連絡を取る

　虐待の可能性を考えた場合は速やかにCPTへ連絡し，どう対応するかをCPTに検討してもらって下さい。

　連絡が遅れるほど，保護者の退院要望が強くなり，入院継続が困難になります。できるだけ早急にCPTへ連絡しましょう。

4 CPTがない場合

　CPTがない施設の場合は院内の小児科医に連絡し，どう対応したらよいかを確認して下さい。

　救急外来は子どもを虐待から救う可能性がある重要な場所です。小児の外傷を診たときは，ぜひ虐待の可能性を考えてみて下さい。可能性がわずかでもあるなら，虐待対応に長けた人へつなぐようにしましょう。子どもの安全を我々で守りましょう！

参考文献

- 日本小児科学会：子ども虐待診療の手引き 第2版.
  [https://www.jpeds.or.jp/modules/guidelines/index.php?content_id=25]
- 子ども虐待対応医師のための子ども虐待対応・医学診断ガイド　Pocket Manual 厚生労働科学研究費補助金子ども家庭総合研究事業「子どもの心の診療に関する診療体制確保，専門的人材育成に関する研究」分担研究　虐待対応連携における医療機関の役割（予防，医学的アセスメントなど）に関する研究
  [https://jamscan.jp/manual.html]

もっと 勉強したい人のために

以下のセミナーで虐待についてさらに学びましょう！

- 医療機関向け虐待対応啓発プログラム BEAMS（ビームス）
  [https://beams.childfirst.or.jp/]

  > 虐待対応について学ぶセミナーです。Stage 1, 2, 3があり, それぞれセミナーの対象者が明示されています。

- RIFCR™（リフカー）研修. 特定非営利活動法人 チャイルドファーストジャパン.
  [https://cfj.childfirst.or.jp/rifcr/]

  > 子どもにどう問診したらよいのか, 問診方法を学ぶセミナーです。

- 虐待被害児診察技術研修. 特定非営利活動法人 チャイルドファーストジャパン.
  [https://cfj.childfirst.or.jp/medtech/]

  > 性虐待被害児の対応や診察法を学ぶセミナーです。

「CHILD ABUSE」

コラム

虐待を疑うべき状況を以下の「CHILD ABUSE」で覚えよう！

Care delay	受診の遅れ
History	問診上の矛盾や病歴の変化
Injury of past	外傷を繰り返している
Lack of nursing	ネグレクトではないか?
Development	発達段階に合わない外傷
Attitude	保護者や子どもの態度に違和感がある
Behavior	子どもの行動に違和感がある（なれなれしい, 落ちつきがないなど）
Unexplainable	受傷機転が不明
Sibling	兄弟が加害したとの訴え（言い訳に使われやすい）
Environment	家庭環境が複雑

参考文献

- BEAMS：Careful Consideration 一般医療機関における子ども虐待初期対応ガイド.
  [https://beams.childfirst.or.jp/shared/pdf/BEAMS_Stage1.pdf]

マルトリートメント（不適切な養育）

コラム

「虐待」という言葉のほかに「マルトリートメント（maltreatment）」という言葉が使われています。子どもへの積極的な行為である「虐待（abuse）」と, 子どものニーズを満たさない「ネグレクト（neglect）」を総称してマルトリートメントと呼びます。

保護者に悪意や動機があるかないかにかかわらず, 子どもの健康と安全が危機的状況にある場合はマルトリートメントと判断します。保護者が良かれと思って行っているしつけや, 保護者に育児能力が不足している場合でも, 子どもの健康と安全が脅かされているのならマルトリートメントを疑い, CPTへつなぐことが重要です。

I 総論 「小児はニガテ…」な人も知っておきたいアレコレ

8 事故予防

竹井寛和

ポイント

➡ 子どもの事故は無視できない
➡ 子どもの事故が起きやすい年齢やパターンは決まっている
➡ 事故予防のアプローチの基本は3つのE〔Enforcement（法制化），Engineering（製品・環境改善），Education（教育）〕を考えることである
➡ 変えられるものを見つけ，変えられるものを変える！
➡ 救急室で行う事故予防の説明が子どもの未来を変えるかもしれない

疫学

　救急外来で勤務していると，誤飲，窒息，熱傷，転倒・転落，頭部外傷，四肢外傷など，様々な外傷で怪我を負った小児を診療する機会がありますが，そのほとんどが軽症です。米国の大規模な後方視的研究において，入院を要した患者数，重症管理を要した患者数，心肺蘇生処置を要した患者数はいずれも小児は成人の約1/3～1/5です[1]。外傷に関しても同様で，日本において重症外傷は成人に比べて圧倒的に少ないことがわかります[2]。

　一方で，「○カ月男児，飴を食べて窒息」「○歳女児，プールで溺死」「○歳男児，10階ベランダから転落し死亡」など，小児の死亡事故が毎日のように報道されているのも事実です。人口動態統計に示された小児の年齢別死因順位では，不慮の事故は各年齢階級別死因において最多死因ではありませんが，0～14歳までの総数でみると，先天奇形などによる死亡についで多くなっています（2頁，総論1「小児の外因の疫学」表1参照）[3]。小児では重症の外傷患者は成人と比べて少ないですが，無視できない問題であることがわかります。しかし実情では，外傷の重症度が高くない場合，都市部では搬送先選定が困難になることがあるとの報告もあり[4]，頭を打った，腕を怪我した，指を切ったなどという主訴の子どもたちの受診先が見つからない現状があります。

臨床現場で小児の外傷診療を担う医師は，最低限の小児に対する知識を持ち合わせた上で，事故が起こりうる子どもの年齢やそのパターンを認識し，具体的な事故予防策を保護者に指導することも重要な役割です。

事故予防のための科学的アプローチ

1 小児の事故はなぜ起こるのか

世の中の製品や環境は健常成人をベースとしてつくられているため，生活機能が未熟な小児や高齢者が事故を起こしやすくなっています。高齢者と小児で異なるのは「発達のベクトル」であり，小児の場合，昨日できなかったことが今日できるようになって事故が起こる場合があります。事故の起こる年齢やパターンは決まっており，3歳までの事故は半数以上が家庭内，それ以降は家庭外の事故が多くなります。新しい製品が出回ると，新しい事故が発生し，必ず複数件発生します。医師の目の前にいる外傷患者だけでなく，ヒヤリ・ハットも入れるとその数百倍の事例が世間で存在しているのです。

2 事故の実態を把握する

予防すべき優先度が高い事故は，救急室で必要な診断思考と類似しています。すなわち，3C（Critical，Common，Curable）に基づく事故で，生命予後，機能予後に関わる確率が高い事故（Critical），発生頻度が高い事故（Common），具体的な解決方法がある事故（Curable）です。これらを正確に評価するためには，事故の発生数や発生率，その重症度の軽減率など，事故の正確な実態を継続的に数値化して把握できるサーベイランスが必要です。現在，日本国内で継続的に年度報告を出している組織・団体は複数ありますが，それぞれ独自に収集項目が決められており，相互で連結されることはありません。欧米では，30年近く前から傷害予防のためのサーベイランスが実施されており，オーストラリアのNational Injury Surveillance and Prevention Project（NISPP）がその先駆けです[5]。各病院の電子カルテシステムと連動しており，診療での原因コードや事故時の状況などを記載することが義務化されています。さらにデータは毎月，大学に設置された傷害研究機関に集約されます。

このように，すべての傷害情報を一元的に収集して分析するのが理想であり，そのためには，医療機関と研究機関との連携が重要です。わが国でも現状存在する，消費者庁・国民生活センターによる医療機関ネットワークと呼ばれる事故データ収集の仕

組みの発展が望まれます。子どもの事故データに関しては，全国の小児病院と産業技術総合研究所での共同研究をその柱として徐々に構築されていくことが期待されています。

3 事故予防のアプローチ

世界保健機関（World Health Organization；WHO）によると，有効な事故予防のアプローチとして3つのE〔Enforcement（法制化），Engineering（製品・環境改善），Education（教育）〕が挙げられ，その実例が紹介されています（**表1**）[6]。チャイルドシート使用の義務，シートベルト着用の義務，自転車乗車中のヘルメット着用の義務などが挙げられ，一定の効果が科学的に実証されています。

一方で，保護者，校長，園長など個人の責任を追及することや，「見守り」だけに頼った無理のある事故予防，謝罪などのその場しのぎ的な対応は効果が乏しく，非科学的であると言わざるをえません。社会の至るところに子どもと人工物である製品が存在し，それらが関係し合うことで事故という社会問題が生じます。これらの関係から生じる事故には，前述のようにパターンがあり，一見固定化された社会構造を変革しないと解決できないようにみえます。しかし，「変えたいもの」を「変えられる化」するという考えのもと，まずは事故に関連する情報を3つの変数にわけて考えると整理できます。制御したい変数（変えたいもの），操作可能な変数（変えられるもの），操作不能だが重要な説明変数（変えられないもの）という3つの情報を整理し，因果構造を分析したあとに，操作可能な変数を使って制御したい対象を制御するという理論です（**図1**）[7]。すなわち，事故予防の原則は「変えられるものを見つけ，変えられるものを変える」とも言えます。

表1 有効な事故予防のアプローチ（3つのE）

Enforcement （法制化）	シートベルト着用，飲酒運転禁止，煙感知器設置，遊具の安全基準（隙間や接地面の基準など），自動車チャイルドシート，ベビーベッド，CR機能付きライター，ヘルメット着用
Engineering （製品・環境改善）	転倒時湯漏れ防止機能付き電気ケトル，蒸気レス炊飯器，喉突き防止機能付き歯ブラシ（**図2**），フードなしの服，窒息事故防止機能付きのブラインドの紐
Education （教育）	環境改善を促す教育，定量的な情報共有，ツールの使い方教育

CR：child resistance。子どもが簡単に製品を操作できないように防止装置などを加える工夫

（文献6より引用）

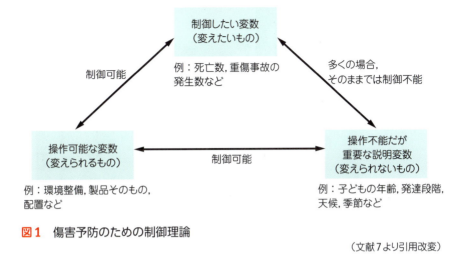

図1 傷害予防のための制御理論

（文献7より引用改変）

診療と事故予防のアプローチをリンクさせる

1 「歯ブラシによる口腔内外傷」に対する事故予防プロジェクトの例

　患児自らが歯磨きをしている最中に転倒し，口腔内に歯ブラシが刺さり出血するケースを例に具体的な事故予防のアプローチを考えてみましょう。歯ブラシによる口腔内外傷は前述の3Cを満たしており，予防すべき事故のひとつです。歯ブラシによる口腔内外傷の患者がたびたび医療機関を受診していることが徐々に社会に発信され問題提起されたことで，社会全体が実効性のある「変えられるもの」を見つけるために動きはじめました。

　「変えられるもの」として「歯ブラシ」を挙げ，歯ブラシメーカーと協力することで，子どもが転ぶことを前提とした歯ブラシが考案されました[7, 8]。衝撃を受けると図2のように曲がり，たとえ歯磨き中に転んでも口腔内に大きな力がかからないよう工夫されています。最近では，このような工夫をした歯ブラシの製作が複数のメーカーにも広がりつつあります。歯ブラシによる口腔内外傷においては，製品を「変えられるもの」として考え，対策法に結びつけたと言えます。

2 事故予防に関する保護者へのアプローチ

　予防策を講じた歯ブラシの存在をどのように保護者へ伝えればよいのでしょうか？救急外来において，保護者への効果的な事故予防教育について科学的根拠のある教育法は確立されていません。筆者が日々の診療の中で事故予防教育を行う際に意識して

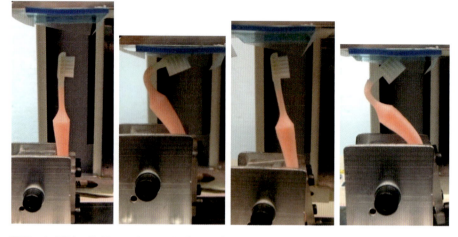

図2　転倒時の衝撃を吸収する曲がる歯ブラシ

いるのは，①説明するタイミング，②説明のための導入の言葉，③今回，事故予防策を説明する目的を保護者と共有することです．

1）保護者に伝えるタイミング

　救急室を受診し，患児に同伴した保護者は動揺している場合が多いです．患児の状態が比較的安定している場合はすぐに事故予防の話をしたくなりますが，まずは患児の身体の状態を丁寧に説明することが重要です．帰宅できるような軽症例や，実際に患児に害が及ばなかったヒヤリ・ハット症例であれば，事故予防の説明を行うタイミングは，処置がすべて終了した帰宅前がベストです．もし再診する予定があるのなら再診時でもよいでしょう．いずれにしても，保護者の心に余裕ができたタイミングがベストであり，対応した医療者が見きわめる必要があります．

2）説明の導入

　導入は，保護者への共感の姿勢を維持しつつ，患児本人に対してもねぎらいの言葉（例：処置を施行した場合には「よくがんばったね」）をかけます．保護者は少なからず自分のせいで患児に怪我をさせてしまったと自責の思いを抱いている場合が多いため，決して保護者のせいではないことを強調します．四六時中目を離さず観察するようにと保護者を戒めるなど，もってのほかです．

3）目的の共有

　最後に，救急室で事故予防策を説明する目的を説明します．これから説明する事故予防についての話が，我々（子どもを診る医療者）の大切な仕事のひとつであること，「今回の受診を，今後事故予防策を講じるための良いきっかけにできれば」という思いを伝えます．

以上の点を保護者と共有した上で，患児にとって最も有効な予防策を保護者と一緒に考えるスタンスを取りながら，具体的な製品などを提示しています。

3 具体的に保護者に説明する事故予防策

　保護者に説明する主な事故予防策（表2）と，年齢ごとに受傷しやすい傷害パターン（表3）を示します。臨床現場で外傷診療を担う医師は，事故の起こりうる子どもの年齢やそのパターンを認識し，できるだけ具体的な事故予防策を説明する必要があります。

　「子どもの手の届かない場所に置くようにしましょう」という漠然とした注意喚起ではなく，「自宅の台の高さは50cmなんですね。お子さんがちょうど1歳であることを考慮すると，その台の端から40cmまではお子さんの手が届く可能性があります。手が届く範囲を目でわかるようにカラーテープなどを貼っておくと安全です」といった具体的な指導が望ましいと考えています。

　Safe Kids Japanが健常児の身長や手の長さなどを測定し，具体的なデータを抽出した上で，手が届く範囲を図示しているので参考にして下さい（図3）[9]。また，前述の歯ブラシのように，科学的根拠に基づいた事故予防策や改良された製品を示せるのであれば，保護者とその情報を共有してもよいでしょう。

表2　保護者に説明する主な事故予防策

事故の種類	予防策
自動車事故	チャイルドシート使用，妊婦にもシートベルト着用
自転車事故	ヘルメット着用 子どもを乗せるときは最後・降ろすときは最初に
溺水事故	2歳以下の子どもがいる場合は残し湯をしない 子どもだけで入浴させない 浴槽の蓋は硬いものを使用
転落事故	ベビーベッドの柵は常に上げ，立ち上がりが始まる5カ月から底床を一番下に設定（足がかりから柵の上部まで50cm以上確保） 冷暖房の外機などはベランダの柵から60cm以上離す 出窓・窓のそばにソファ・ベッドを置かない，もしくは，窓が10cm以上開かないように開口制限ストッパーを取り付ける
熱傷事故	熱湯漏れ防止機能付き電気ケトルを使用 蒸気が出ない炊飯器を使用 蒸気が出る加湿器を使用しない 熱湯の出るウォーターサーバーの周囲に柵を設ける
誤飲・窒息	セーフティキャップの付いた薬用瓶を使用 誤飲チェッカーで物の大きさを確認する 1m以上高い場所に置く（手の届く場所は，図3参照） ミニトマト・巨峰などは4つ切りに細断する

表3　年齢ごとに受傷しやすい傷害パターン

児の年齢	予防しなければならない事故
0～4カ月	チャイルドシート不使用，うつぶせ寝，転落（ベッド・ソファ）
5～9カ月	チャイルドシート不使用，誤飲（たばこ，ボタン型電池，薬品），転落（階段・ベッド・ソファ）
10～12カ月	チャイルドシート不使用，誤飲（たばこ，ボタン型電池，薬品），熱傷（ポット，アイロン，ウォーターサーバー），転落（階段・椅子）
1歳代	チャイルドシート不使用，浴槽での溺水，熱傷（ポット，アイロン，ウォーターサーバー），転倒・転落（ベランダ・出窓）
2歳代	チャイルドシート不使用，浴槽での溺水，熱傷（ポット，アイロン，ウォーターサーバー），窒息，転倒・転落（ベランダ・出窓），自転車でのヘルメット

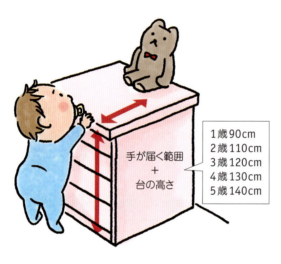

図3　手が届く範囲の科学的データ
この長さから机や台の高さを引くと，どこまで手が届くかがわかる。
例：高さ50cmの台の場合，1歳児は台の端から40cmのところまで手が届く。
（文献9をもとに作成）

現実の課題

1 サーベイランスの構築

　まずは，実態を正確にとらえるためのサーベイランスの構築が重要です。構築されたデータから浮き出てくる予防すべき優先度の高い事故から順に分析し，「変えられるものを見つけ，変えられるものを変える」戦略を1つひとつ実践していくしか道はありません。

　いまだ確固たるサーベイランスが存在せず歯がゆい思いではありますが，経験した外傷症例を社会に発信するツールとして，2008年から日本小児科学会のホームページに設けられたInjury Alert（傷害速報）という症例掲載ツールがあります。この速報は症例報告ではなく，傷害の事実のみを個人情報に考慮しつつできる限り正確に掲載

し，こどもの生活環境改善委員会の委員により速報に対する簡単なコメント・考察が記載されています。小児科学会会員だけでなく，一般の方でも投稿可能で使いやすいです。既に，2019年11月29日時点で85例の新規事例が掲載されており，世の中の事故の実態がわかる重要なツールとなっています。子どもの外傷を診療した際には，ぜひその内容をまとめ，投稿してみて下さい。

2 医療従事者と保護者の連携で事故を予防する

マスメディアによる報道と同じく，臨床現場で医療従事者が「これも危ない，あれも危ない」「十分に気をつけましょう」「目を離さないで下さい」と指摘することは，保護者の不安を増長し，育児へのメンタル面での負担を増加させる可能性があります。臨床現場に活かせる事故予防についてアップデートされた知識を持ち，科学的根拠に基づいた事故予防策や製品を具体的に示すことが保護者の安心と子どもの安全につながります。さらに，科学的な事故予防につながる症例報告ツールを活用し，将来的にはデータバンクを構築してうまく事故予防へつなげられることが理想です。

文献

1) Green SM, et al：Emergency department children are not as sick as adults：implications for critical care skills retention in an exclusively pediatric emergency medicine practice. J Emerg Med. 2009；37(4)：359-68.
2) The Japanese Association for the Surgery of Trauma, et al：Japan Trauma Date Bank Report 2018(2013-2017).
 [https://www.jtcr-jatec.org/traumabank/dataroom/data/JTDB2018.pdf]
3) 厚生労働省：平成29年（2017）人口動態統計月報年数（概数）の概況．第7表．死因順位（1～5位）別死亡数・死亡率（人口10万対），性・年齢（5歳階級）別．
 [https://www.mhlw.go.jp/toukei/saikin/hw/jinkou/geppo/nengai17/dl/h7.pdf]
4) 境野高資，他：搬送先選定困難により東京ルールに該当した小児救急症例の検討―小児外傷診療体制整備の必要性．日救急医会誌．2013；24(5)：241-6.
5) Harrison J, et al：Injury surveillance in Australia. Acta Paediatr Jpn. 1993；35(3)：171-8.
6) WHO：World report on child injury prevention.
 [https://www.who.int/violence_injury_prevention/child/injury/world_report/en/]
7) 西田佳史，他：子どもの傷害予防工学―日常生活を科学し，傷害を制御する工学的アプローチ．国民生活研究．2010；50(3)：84-126.
8) Nishida Y, et al：Development of novel toothbrush to prevent a penetrating injury of children. Injury Prevention：2016；22(Suppl 2)：A291(813).
9) Safe Kids Japanホームページ．こどものやけどを予防するために．
 [https://safekidsjapan.org/wp-content/uploads/2017/03/burn_prevention.pdf]

もっと 勉強したい人のために

- Injury Alert（傷害速報）．日本小児科学会．
  [https://www.jpeds.or.jp/modules/injuryalert/]

  実際に経験した子どもの傷害事例が小児科医により報告され，日本小児科学会 こどもの生活環境改善委員会からのコメント付きで掲載されています。一般の方もアクセス可能ですのでぜひご覧下さい。医師として必要な外傷の疫学や傷害予防の知識が豊富に記載されており，事例とコメントを読むだけでも勉強になります。

- 山中龍宏：やまなか傷害予防道場．小児科臨床．日本小児医事出版社．

  傷害予防のパイオニアである山中龍宏先生による連載です。傷害予防に関する様々な疑問に対し，門下生・読者から寄せられた回答をもとに，道場主である山中先生がコメントされます。ぜひ皆様も挑戦してみて下さい。

Ⅱ 各論　ちょっと迷う場合はこうする！

1 頭部外傷

林　卓郎

ポイント

➡ 小児の頭部外傷診療は，時間を味方につける→時間をかけた経過観察が重要！

➡ 軽症頭部外傷ではPECARNクライテリアを上手に使う→GCS 13点以下の意識障害では適応にはならないことに注意！

➡ 不自然な外傷を見逃さない→虐待の可能性を考える。怪我の原因も重要！

症 例

症例1 来院1時間前に子ども用椅子から落下し受傷したという1歳4カ月女児。椅子の高さは70cm程度であり，床はフローリング。受傷時母親が目撃しており，後頭部から着地したとのこと。受傷直後から啼泣し，意識消失はなかった。嘔気・嘔吐はなく，受傷後に水分摂取も可能であった。来院時バイタルサインに異常なし。診察時は啼泣するも四肢の動きに問題はなく，歩行も可能な状態。身体診察上，後頭部正中に直径3cm程度の皮下血腫を認めるが骨縁の不整は触知しない。そのほか神経異常所見を認めず。直ちに頭部CT検査を行うことは不要と判断したが，機嫌不良もあり，両親と相談の上，受傷約4時間後まで救急外来で経過観察を行うことにした。

症例2 来院6時間前に3歳の姉が抱いていて落下し，頭部打撲を受傷したという生後3カ月男児。啼泣が続くために母親に連れられ来院。意識はGlasgow coma scale（GCS）E4V5M6であり大泉門膨隆は認めない。右側頭部に直径4cmの皮下血腫を認める。母親は受傷時目撃していなかった。受傷時，患児は3歳の姉と父親と一緒にいた模様。経過観察中に父親が来院し，何気なく受傷機転を確認すると，ソファから落下したと言う。診療担当医は不自然な外傷と判断し，頭部CT検査を施行。急性硬膜下血腫を認めた。背部に新旧混在した皮下出血があり，上唇小帯に陳旧性の裂創を認めた。入院の上，院内の子ども虐待対応チーム（Child Protection Team；CPT）に報告を行った。

小児の特徴

1 疫 学

　頭部外傷は，小児（特に乳幼児）において救急外来を受診する頻度が高いと言われます。米国の統計では，小児のみで年間81万2,000件以上の頭部外傷による救急外来受診（17歳以下）があり，入院は年間2万3,000件を超え，死亡は年間2,500件を超えます[1]。受傷機転としては，転落・墜落が半数近くを占め，次に何かにぶつかっての受傷と交通事故が続き，合計で30％程度を占めます。

　わが国全体での詳細なデータはありませんが，独歩受診まで含めると，頭部外傷を主訴に救急外来を受診する小児は相当数になると推測されます。救急外来で実際に勤務している方々には体感的にも納得頂けるかと思います。

　このように，頻度が高い小児の鈍的頭部外傷の中で，数は少ないですが手術介入を要する重症も一定数あり，軽症頭部外傷から頭蓋内損傷がある患児をいかに適切に判別するかが重要となります。

2 検 査

　まず，初療時に単純X線検査を行う意義として，頭蓋骨骨折を純粋に評価する以外に有用性はありません。また，骨折の有無で入院の要否や頭蓋内損傷の程度を反映する因子にはなりません。画像検査のスタンダードである頭部CT検査に関しては，特に放射線に対して感受性が高いとされる小児では被曝の問題が議論されています。具体的には，脳腫瘍のリスクが3倍（頭部CT 2～3回相当の被曝），白血病のリスクが3倍（5～10回程度の被曝）になるという報告[2]や，19歳以下の小児でCT検査による被曝により発がん率が24％上昇したという報告があります[3]。もちろん，これらの研究には検査目的が腫瘍の検索であった可能性など詳細が不明な点もあります。また，CT検査による被曝により良性脳腫瘍のみリスク増加はあるが悪性腫瘍の増加はなかったとする報告もあります[4]。いずれにせよ，小児に対しては可能な限り被曝を避けることの必要性には疑う余地はないため，"as low as reasonably achievable；ALARA"（国際放射線防護委員会，1977年）の法則に則ってCT検査の必要性を吟味する必要が，小児を診療する我々医療従事者にはあります。

　では，見逃しを可能な限り最小限にし，頭部CT検査を必要な症例に限ることが可能なのでしょうか。本項ではこの点に重点を置きます。

　まずは基本事項から確認していきましょう。

3 小児における頭部外傷の特徴

主な解剖学および生理学的特徴としては，下記7つが挙げられます。

- 体全体に占める頭部の割合が高い
- 頭蓋骨が菲薄であり，柔軟性・可塑性に富む
- 大泉門が開いている（乳児）
- 頭蓋骨縫合も癒合が完全でない（3歳くらいまで）
- 頸部の筋の発達が未熟
- 脳実質の水分含有量が多く，髄鞘（ミエリン）の量が少ない
- 特に乳児で循環血液量の絶対量が少ない

このため，外傷による外力を頭蓋骨で吸収しきれず，頭蓋骨内にある血管・脳実質への損傷が生じやすい状態です。また，2歳くらいまで縫合の癒合は得られていませんので，外力により離開をきたしやすくなります。乳児では，大泉門も閉鎖しておらず，頭蓋内損傷を受けても圧の逃げ場があることから初期には頭蓋内圧亢進の典型的症状を呈さない可能性もありますので，注意が必要です。

これらの特性により，小児特有もしくは特徴的な外傷として，①頭蓋骨骨折（陥没骨折・頭蓋底骨折・縫合線離開・進行性頭蓋骨骨折），②急性硬膜下血腫，③急性硬膜外血腫，④びまん性軸索損傷（diffuse axonal injury；DAI），⑤脳腫脹（diffuse cerebral swelling），⑥外傷後痙攣，が挙げられます。

1）頭蓋骨骨折（陥没骨折・頭蓋底骨折・縫合線離開・進行性頭蓋骨骨折）

特に小児では，内板・外板の途絶がない陥没骨折が特徴的です。ただし，小児の頭蓋骨骨折で最も多いのは線状骨折（頭蓋骨骨折の75～90％）であり，骨折があると頭蓋内病変が存在する可能性が5倍以上高くなるとされています[5]。頭蓋底骨折は，頻度は低いものの，小児では予後不良因子となります。

頭蓋底骨折の徴候は，以下のように部位によって異なります。

- 前頭蓋底：パンダの眼徴候（raccoon eyes）。眼瞼に認める皮下出血，髄液鼻漏
- 中頭蓋底：鼓膜下血腫。側頭骨錐体骨折で認める
- 中頭蓋底：バトル徴候。耳介後部の皮下出血（受傷24時間以上で出現），髄液鼻漏，髄液耳漏

縫合線の離開など骨折の際に生じた髄膜の断裂部から骨外に脳実質やくも膜（軟膜嚢胞）などが脱出し拡大することで，時間経過とともに骨折線が開大することがあり，このような骨折を進行性頭蓋内骨折（growing skull fracture）と言います。稀ではありますが，程度によっては最終的に手術治療を要するため認識しておくことが必要です。

2) 急性硬膜下血腫

硬膜と，くも膜のスペースにある血管が外力で破綻し生じますが，小児では頭蓋骨で外力を吸収しきれない場合や剪断力による血管の伸展により，急性硬膜下出血をきたす頻度が高くなります。原因としては，出生時の外傷，偶発的な外傷もしくは故意の外傷のいずれでも生じうるとされます。特に，虐待による頭部外傷（abusive head trauma；AHT）の中で，急性硬膜下血腫の頻度が高いです。乳幼児で急性硬膜下血腫をみた場合には，虐待の鑑別が必要です[5]。

3) 急性硬膜外血腫

頻度は成人と比して少ないとされます。急性硬膜外血腫が生じる場合，頭蓋骨骨折を60～80％の割合で合併します。成人で中硬膜動脈など動脈の損傷による出血が多いのに対し，小児では静脈性出血も頻度が高く，症状出現までに時間を要する場合もあることに留意が必要です。

4) びまん性軸索損傷 (DAI)

加速・減速外傷（acceleration-deceleration injury）や回転力による外傷などで生じる広範な白質路の傷害です。小児の解剖学的特徴により，生じやすいとされます。

昏睡など重篤な症状を呈している場合，特徴的な頭部CT検査所見は白質深部や脳幹周囲に多発する点状出血です。しかし，頭部CTで脳浮腫以外に明らかな異常が指摘できない場合もあります。

5) 脳腫脹 (diffuse cerebral swelling)

DAIなどの一次性傷害（primary injury）による二次性傷害（secondary injury）として生じます。成人に比して生じやすく，生命・機能予後いずれも不良です。

6) 外傷後痙攣

外傷後の痙攣も小児（特に幼児以下）で頻度が高くなります。受傷時から1週間以内に生じるearly post-traumatic seizure，および1週間後以降に生じるlate post-traumatic seizureに分類します。特に2歳未満で外傷後痙攣のリスクが高くなりますが，そのほかに急性硬膜下血腫，陥没骨折がある場合に痙攣のリスクは上昇します。

循環血液量の絶対量が少ない乳児では，頭蓋内出血や帽状腱膜下血腫などで出血性循環血液量減少による低血圧性ショックとなることもあるので留意が必要です。意識障害を認めた際には循環の評価を必ず行いましょう。また，2歳未満では成人のように会話が成立せず，意識状態の評価も困難なことがあります。幼児・乳児の意識状態評価の尺度も理解しておきましょう（**表1** [6]，**2** [5]）。特に啼泣が続いている場合は意識障害の可能性がありますので，留意が必要です。

表1 乳児のJapan coma scale (JCS)

Ⅲ	刺激をしても覚醒しない状態
300	痛み刺激に反応しない
200	痛み刺激で少し手足を動かしたり，顔をしかめたりする
100	痛み刺激に対し，払いのけるような動作をする
Ⅱ	刺激をすると覚醒する状態（刺激をやめると眠る）
30	呼びかけを繰り返すとかろうじて開眼する
20	呼びかけると開眼して目を向ける
10	飲み物を見せると飲もうとする。あるいは乳首を見せれば欲しがって吸う
Ⅰ	刺激をしないでも覚醒している状態
3	母親と視線が合わない
2	あやしても笑わないが視線は合う
1	あやすと笑う。ただし，不十分で声を出して笑わない

（文献6より引用）

表2 乳幼児のGlasgow coma scale (GCS)

		乳児	幼児
E（開眼）	4	自発開眼	自発開眼
	3	呼びかけで開眼	呼びかけで開眼
	2	痛み刺激で開眼	痛み刺激で開眼
	1	開眼せず	開眼せず
V（最良の発語反応）	5	笑う・喃語（バブー，ダーダーなど）	見当識正常・社交的応答
	4	啼泣・不機嫌	混乱した会話・見当識障害
	3	痛み刺激で啼泣	不適当な言葉・機嫌が直らない
	2	痛み刺激でうめき声	理解不能・興奮・うめき声
	1	発語なし	発語なし
M（最良の運動）	6	自発的に目的を持って動く	自発運動・指示に従う
	5	触れると逃避する	疼痛部へ手足を持っていく
	4	痛み刺激から逃避する	痛み刺激から逃避する
	3	除皮質硬直	除皮質硬直
	2	除脳硬直	除脳硬直
	1	反応なし	反応なし

（文献5より引用改変）

4 頭部外傷の原因としての虐待

　小児，特に乳幼児の重症頭部外傷の原因として重要であるのは，虐待です。2歳未満での致死的な頭部外傷の原因で最多は虐待による頭部外傷（abusive head trauma；AHT）です[5]。丁寧な問診と頭部以外の身体診察を心がけましょう。虐待を疑う問診や身体所見は**表3**[5]，画像所見は**表4**[7]を参考にして下さい。重要なことは，対象患児の安全を確保することであり，犯人を探すことではありません。

表3　虐待（physical abuse）の可能性を想起する問診・身体所見の例

虐待の可能性を想起する問診内容	●外傷に対して受傷機転の説明があいまい，もしくは受傷機転が不明 ●明らかな外傷にもかかわらず受傷を明確に否定する問診 ●保護者により問診内容が異なる（同じ保護者でも聞くたびに内容が異なる） ●受傷機転が患児の成長・発達に合わない ●同胞やペットによる加害や患児自身での受傷と説明 ●理由がなく受傷から受診までの時間経過が長い
虐待の可能性を想起する身体所見	●歩行が不可能な乳児の頭部外傷・打撲傷・口腔損傷・骨折など ●多臓器の傷害 ●異なる時相の外傷 ●骨がない，もしくは稀な部位の外傷（耳介，体幹，顔面，頸部） ●説明のつかない外傷 ●典型的な外傷のパターン（手指の形状の発赤，つねった痕，たばこによる熱傷など）

（文献5をもとに作成）

表4　虐待に特徴的な頭部画像所見

- 両側性の硬膜下血腫，時相の異なる硬膜下血腫の存在（特に大脳半球間裂の大脳鎌に沿った硬膜下血腫）
- 剪断損傷，軸索損傷
- 脳梗塞様病変（原因不明）
- 低酸素性虚血性脳症（reversal sign, dance cerebellar sign）
- 架橋静脈血栓症

（文献5, 7より引用）

診 療

1 軽症頭部外傷に関する頭部CT検査の要否決定方針

PECARN prediction rulesを中心に

　わが国では，CT普及率の高さと相まって，特に小児頭部外傷でのCT撮影過剰の懸念があります。諸外国でも似た状況にあり，小児の頭部外傷に対する頭部CT検査

の適応についての検討がなされ，画像検査の判断基準などが発表されています。主に多施設前方視観察比較研究により導き出した3つの頭部CT検査の要否に関する臨床的判断基準 (clinical decision rule；CDR) があります (80頁，「もっと勉強したい人のために」参照)。いずれも臨床的に重要な頭部外傷 (clinically important traumatic brain injury；ciTBI) の有無を評価しており，それぞれ若干の相違はありますが，単純に頭蓋内出血や頭蓋骨骨折の有無ではないことに注意は必要です。中でも，現時点で最も汎用性が高く，有用と考えられるPECARN基準に沿って説明したいと思います[8]。これは北米の小児救急医のリサーチネットワークにより，約4万人を対象に行った多施設共同研究の結果から得られたもので，ネットワークの名前をとりPediatric Emergency Care Applied Research Network prediction rules (PECARN rules) と呼ばれています[9]。北米の救急外来を受診した18歳未満の小児軽症頭部外傷患児を対象とし，臨床的に重要な頭蓋内損傷 (表5)[9] がある可能性をリスク分類し評価しています (図1，2)[9]。つまり，受診時の意識状態がGCS 14点以上である軽症頭部外傷患児のうち，重症であるリスクを調べることにより，頭部CT検査の要否を判断する基準を作成しています (neuroimaging decision rules)。本基準を頭部CT検査要否の判断基準として用いる場合，最も注意すべきことはciTBIの有

表5 臨床的に重要な頭部外傷 (ciTBI) の具体例

以下のいずれも頭部外傷に起因または関連する	
死亡	
脳外科的介入	●脳圧モニタリング ●陥没骨折の（挙上）整復術 ●脳室開窓術 ●頭蓋内血腫除去術（吸引） ●脳部分切除（lobectomy） ●頭蓋内デブリードメント ●髄膜修復 ●その他
24時間以上の気管挿管	
2泊以上の入院（CT上頭蓋内損傷*1を伴う）	
持続する神経学的症状・徴候による入院	●持続する意識障害 ●繰り返す嘔吐 ●持続する強い頭痛 ●痙攣治療の継続

*1：頭部CTで以下を認める。
頭蓋内出血，脳挫傷，外傷性脳梗塞，びまん性軸索損傷，剪断外傷，S状静脈洞血栓，脳ヘルニア徴候もしくはミッドラインシフト，縫合線離開，気脳症，（内板・外板の厚さよりも大きい）陥没骨折

ciTBI：clinical important traumatic brain injury

（文献9より引用）

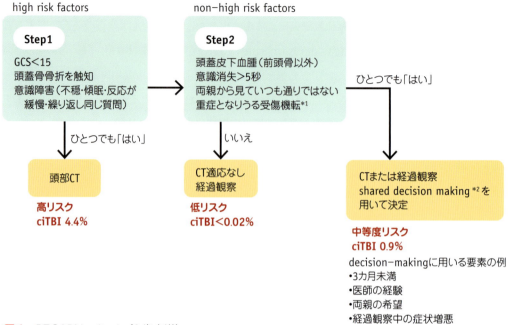

図1 PECARN criteria（2歳未満）
＊1：0.9mからの落下，交通事故（車外放出・轢過・同乗者の死亡），歩行者vs車の事故など
＊2：患者および保護者と医療者が十分な情報をもとに共同で治療方針などを選択・決定すること（共有意思決定）

（文献9より一部改変して引用）

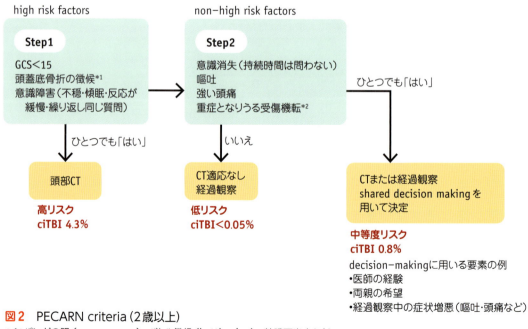

図2 PECARN criteria（2歳以上）
＊1：パンダの眼（raccoon eyes），バトル徴候（battle sign），鼓膜下出血など
＊2：1.5mからの落下，交通事故（車外放出・轢過・同乗者の死亡），歩行者vs車の事故など

（文献9より一部改変して引用）

無について評価をしていることです（**表5**）[9]。つまり，我々が一般的に考える頭蓋内出血や頭蓋骨骨折の有無ではなく，何かしらの介入を要する頭部外傷をciTBIと設定しているのです。本基準を採用する際にはまずこの前提を確認する必要があり，保護者に対し，撮影不要と判断する場合にも少量の出血や特別な治療を要さない頭蓋骨骨折の可能性があることは説明すべきでしょう。

2 診断

1) 全身状態の確認

まずは患児の状態を，頭部以外を含め正確に評価します。頭部単独外傷であっても，意識障害により気道緊急となっていることもあります。特に乳幼児では外傷後の嘔吐・経口摂取不良に起因する低血糖による意識障害や，乳児では頭蓋内出血による出血性循環血液量減少性ショックを呈することもあるため，生理学的異常の有無を評価するJATECのABCDEアプローチが有用です（**10頁，総論2「小児のJATECと実臨床との架け橋」表1**参照）。

頭部外傷による意識障害としてGCS 8点以下である場合や，片麻痺を伴う瞳孔不同などの脳ヘルニアを疑う所見を認める場合は緊急を要する頭蓋内損傷を強く疑います。確実な気道確保・呼吸循環の安定化を確認し，脳外科医に連絡の上で頭部CT検査を行いましょう。

全身状態の安定を確認したあとに，頭部外傷としての評価を行いましょう。

2) 問診

問診で重要なことは，受傷時の目撃の有無です。受傷機転および意識消失の有無・持続時間により，カテゴリが異なる可能性があります。具体的にはPECARN ruleにより，2歳未満では5秒以上の意識消失，2歳以上では意識消失の有無が重要となります。受傷機転の分類を**表6**[9]に示しますので参照して下さい。また，問診を繰り返

表6　受傷機転の分類

軽度（mild）	●立位からの転倒 ●静止物への衝突
中等度（moderate）	●軽度／重度以外
重度（severe）	●自動車の衝突による車外放出 ●同乗者の死亡 ●轢過 ●歩行者または自転車乗車中（ヘルメット装着なし）の自動車との衝突 ●1.5mより高い位置（2歳以上）からの落下／転落 ●0.9m（2歳未満）からの落下／転落 ●衝撃が大きい物（high-impact object）による衝突

（文献9より引用）

すことで，虐待の可能性を想起することもあります。

3) 身体診察

　身体診察も重要です。まずは詳細な意識の評価について，通常GCSを用います。軽症頭部外傷は，一般的にはGCS 13点以上の場合を指しますが，PECARN rulesでは言語発達により2歳未満と2歳以上にわけて考えます。本ルールの対象は意識状態がGCS 14点以上で軽微な受傷機転（立位からの転倒や，停止している物に頭部を当てて受傷したなど）であっても，何らかの症状を呈する小児です。診察時の意識がGCS 13点以下であればこのルールの対象にはならず，GCS 14点未満の場合はCTで頭蓋内損傷を認める確率が20％以上とされますので，基本的には頭部CT検査を行うほうがよいと考えます。

　また，意識障害が遷延する場合は頭部CT検査の結果にかかわらず，脳外科医へ相談することを勧めます。DAIである場合は頭部MRI検査で診断を得ることもありますが，意識障害がある場合には鎮静や気道管理の必要性を考えると1人での対処は避けるべきと考えます。脳外科医が不在の施設であれば，脳外科診療が可能な施設への転院搬送も考慮して下さい。

4) 視 診

　視診では，外傷として皮下血腫や外出血が毛髪に隠れていないかをしっかりと確認します。頭部以外にも脱衣をして外傷の評価を行いましょう。

5) 触 診

　触診において，乳児では大泉門膨隆の有無が重要ですが，正確には45〜90°の姿勢で評価します。頸椎・頸髄損傷が否定可能な場合，仰臥位の状態でベッドをギャッジアップしてもよいですし，保護者に縦抱きの体勢にしてもらい評価する方法もよいでしょう。大泉門周囲の骨辺縁が触知しないくらいであれば，大泉門の膨隆ありと判断します。特に2歳以下では骨折線を触知するかどうかもしっかりと確認することが必要です。

3 PECARN rulesに沿った診断手順

　では，PECARN rulesに沿って，冒頭の症例1を順に確認してみましょう（図1）[9]。

Step1

　意識状態と頭蓋骨骨折の触知有無で評価します。診察時に啼泣をしており，この不機嫌な啼泣が持続していれば，意識としてはGCS E4V4M6となることに留意が必要です。そのほか，不穏・傾眠・緩慢な反応・繰り返し同じ質問をするなどの意識障害がないかも確認します。

症例1では，待合室では機嫌も良好で両親といつも通りの疎通性があることも確認できています。この場合，「最良の言語」としてはV5の評価で良いでしょうから，意識はGCS 15点となります。また，打撲部位に頭蓋骨骨折による骨縁の不整や轢音を触知しないか丁寧に確認しましたが，触知はしませんでした。

これでStep1はすべて「いいえ」になり，症例1の患児は，少なくとも高リスク群ではないことが確認できました。

Step2

皮下血腫が前頭部以外に認められるか，意識消失が5秒以上あったかどうか，保護者からみて患児の状態がいつもと変わりがないか，重症となりうる受傷機転であるかを確認しましょう。

症例1では後頭部に皮下血腫を認めており，Step2では「はい」になります。本患児は軽症頭部外傷として，中等度リスク群になり，ciTBIの可能性が0.9%となります。ここが一番のポイントです。みなさんならどうするでしょうか？

①**頭部CT検査の要否**：PECARN rulesでは，ここで現実的な要素を加味します。つまり，保護者の希望や医療者の経験からも，頭部CT検査の要否を判断するのです。さらに，一方的に医療者が判断するのではなく，保護者へ頭部CT検査および経過観察についてそれぞれのメリットとリスクを説明し，数値を含めた情報を提供した上で，方針を決定するshared decision making（共同意思決定）が重要です。実際にshared decision makingの有用性はPECARN rulesのStep2のnon-high risk factorsに1または2つ合致する軽症頭部外傷の小児（PECARN rulesで中等度リスク群）を対象にした研究でも示されています[10]。おおもとのPECARN rulesには掲載されていませんが，**図1，2**に追加しました[9]。保護者への具体的な説明内容などについては**図3**[10]も参考にして下さい。

②**経過観察の設定**：経過観察はどれくらいの時間行うべきなのでしょうか？ 絶対的な時間はないようですが，受傷後4～6時間後まで経過観察を勧める文献が多いようです[5]。頭部CT検査の要否について経過観察を行い評価することで，頭部CT検査施行率が低下し，救急外来滞在時間も短縮されたとの報告もあります[11]。また，経過観察を行うことで重要な頭蓋内損傷の診断が遅れることはなかったという報告もあります[12]。

③**救急外来での経過観察**：頭部CT検査の要否決定を急がないと判断した場合には，救急外来での経過観察を選択肢に持っておくことをお勧めします。ただし，なるべく具体的に「どれくらいの時間をかけて，何を評価するのか」を事前に決めておくべきでしょう。ただ何となく，目的もなく，時間も決めずに滞在させるのであれば，経過観察

頭部外傷について

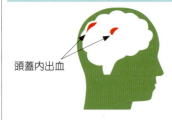

今回のお子さんのような頭部打撲を受傷した小児のうち，100人に1人は頭蓋内損傷（頭蓋内出血や脳挫傷などの外傷）の可能性があります。**99人は頭蓋内損傷を伴いません。**
頭蓋内損傷がある場合には入院や手術を要する可能性があります。
これから救急外来で評価と経過観察を行い，重篤な頭蓋内出血があるかどうかを以下の方法で確認します。

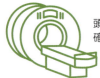 頭部CT検査で頭蓋内損傷を確認する方法があります。

 もしくは自宅で経過をみる方法もあります。帰宅後1〜2日間症状が変わらないもしくは改善すれば，重篤な頭蓋内損傷はないでしょう。

あなたがお子さんにとって最も重要と考える事項を丸で囲んで下さい

	診断・判断の速度	放射線による被曝	鎮静の可能性	費用	デメリット	救急外来滞在時間
頭部CT検査	すぐ	あり	あり	画像検査・診断料が必要です	無関係な所見の発見により追加検査を要する可能性があります	一般的に長い
経過観察による評価	時間を要する	なし	なし	検査としては不要です	症状悪化時には再来を要します	一般的に短い

検討の結果
☐ 頭部CT検査を希望します
☐ 自宅での経過観察を希望します
☐ 担当医の判断に委ねます
救急外来滞在中にいつでもこの方針を担当医と再考することは可能です。

図3 shared decision making（共有意思決定）に用いる説明書の例

（文献10より一部改変して引用）

の意味はないと考えます．結局，救急外来の混雑に流され，気がつくと再評価も行わず帰宅させていた，なんてことにならないように，保護者・救急外来の他のスタッフとあらかじめ話し合っておきましょう．

症例1では，両親と相談し，受傷約4時間後まで救急外来で経過観察を行い，水分摂取や歩行など日常生活動作も問題なく可能であることを確認し，頭部CT検査は行わず，帰宅としました．ここで重要なことは，頭部CT検査の要否のみではなく，患児の症状が改善・消失していることを確認することです．嘔吐が続く場合は，頭部CT検査を行わずとも，経過観察のために入院を考慮してもよいでしょう．帰宅して

も嘔吐が続き，経口摂取ができず，最終的には低血糖となり再来した症例も実際にあります。

帰宅時には再受診をすべき症状や徴候，日常生活で留意することなども説明できるようにしましょう。具体的には留意事項を記載したリーフレットなどを渡すとよいと思います。

事故予防について保護者と確認することも重要です。施設によりシステムが異なるとは思いますが，ソーシャルワーカーや看護師などの協力も得て，チームとして事故予防に取り組むことも重要です。

ピットフォール

PECARN rulesは，そもそも虐待についてあまり想定されていません。特に乳児で低リスク群と判断した症例でも，CT所見で頭蓋内損傷を認めた報告は複数あります[13]。丁寧な身体診察と経過観察に加えて，虐待の可能性を常に除外しない心がけが重要です。虐待を疑う場合は，頭部CT検査の閾値を下げることも必要です。

頭部外傷のみに注目しすぎて，他の外傷に目が行かないこともままあります。鎖骨骨折や幼児の下腿骨折(toddler's fracture)なども積極的に検索しましょう。

頭部CT検査を行い，頭蓋内出血はじめ損傷が見当たらない場合，ついつい帰宅の判断を急ぎがちになると思います。脳震盪*やDAIの場合，頭部CTで明らかな異常が指摘できない場合もあります。患児の症状・徴候を繰り返し評価し，入院を含めたdispositionを決定しましょう。人的余裕があり，気道確保や鎮静に慣れたスタッフがいる場合は頭部MRI検査も考慮しましょう。

*脳震盪：頭部への（直接・間接的な）衝撃により生じる様々な症状を呈する頭部外傷のことを言います。加速・減速外傷や回旋力による受傷が典型的です。いろいろな定義がなされますが，通常頭蓋内損傷は伴いません。症状としては，意識消失や主に一過性の（特に短時間で消失する）頭痛，意識障害，嘔気・嘔吐，健忘および認知機能障害があります。帰宅可能な状態から，入院の上集中治療を要する場合まで症状の程度の幅が広いことも特徴です。

本人・家族への説明で特に注意すること

再受診の目安は必ず帰宅前に説明しておきましょう。特にリーフレットのように形に残るもので説明すべきです（図4）。

脳震盪の場合，絶対的な療養指導はありませんが，学校への登校のタイミングなど指標になるガイドラインがありますので，療養指導の目安になると思います（図5）[14]。

頭を打って受診された患者様・ご家族の方へ

頭部打撲された患者様は，帰宅後も **1.5〜2日程度は慎重に経過をみてあげて下さい。**

もし次のような症状が出現した場合には，病院を受診して下さい。

1. 呼びかけて起こそうとしても，ぼんやりして反応がはっきりしない，目を開けたままでいられず，すぐに閉じてしまう
2. 混乱した状態（どこにいるのかがわからないほど），言っていることを理解したり，おしゃべりをしたりすることができない
3. 歩行時にバランスがとれない，手や足に力が入らなかったり，変な感覚がある
4. 首を動かしたときに手足に痛みが走ったり，首がとても痛い
5. 頭痛が強くなってきている，時間をあけて3回以上嘔吐している
6. 突然に全身の力が抜けたり，意識がなくなったりすることがある，痙攣をしている
7. 二重に見えるなど物の見え方がいつもと違う，耳が聞こえなくなった

兵庫県立こども病院　小児救命救急センター

図4　頭部外傷患児保護者への注意書きの一例

自宅で			学校で			
第1段階	第2段階		第3段階	第4段階	第5段階	第6段階
○体，認知機能を休めること ●ボードゲーム，工作，通話 ●心拍数を上げない活動 **△避ける** ●コンピュータ ●TV，メール ●ゲーム ●読書 **×禁止** ●宿題 ●運動	**○軽度の認知活動** ●30分程度の認知活動を徐々に行う，休憩もとる ●読書，TV ●友達との会話 ●SNSへの投稿 **×禁止** ●学校への出席	**○軽度の認知活動が可能であれば** ●宿題	**○徐々に学校に戻る** ●学校で学業を行う **×禁止** ●体育参加 ●休憩時間の運動	**○時短通学** ●学校での時間を増やす ●30分/日宿題をする ●教室での試験 **×禁止** ●体育参加 ●休憩時間の運動	**○授業へ全出席** ●宿題60分/日 **×禁止** ●体育参加 ●休憩時間の運動	**○学校へ1日行く** **×禁止** ●体育参加 ●休憩時間の運動
					1日中学校へ行く学習制限なし	学校へ戻る
休息	徐々に頭を使う		学校でのみ学業を行う	学校での活動を増す		
症状改善or2日間休息をとれた?	30分間問題なければ宿題を家で行う	60分の宿題を2回30分間の休憩をはさんで行うことができる?	120分間の活動を30〜45分の休憩で行うことができる?	240分間の活動を45〜60分の休憩で行うことができる?	制限なく学校に通うことができる?	次は運動への復帰を確認!

症状の悪化がなければ次の段階に進んでよい。

図5　脳震盪後の学校復帰目安　　　　　　　　　　　　（文献14をもとに作成）

文 献

1) Centers for Disease Control and Prevention：Traumatic Brain Injury & Concussion.
[https://www.cdc.gov/traumaticbraininjury/data/tbi-ed-visits.html]

2) Pearce MS, et al：Radiation exposure from CT scans in childhood and subsequent risk of leukaemia and brain tumours：a retrospective cohort study. Lancet. 2012；380(9840)：499-505.

3) Mathews JD, et al：Cancer risk in 680,000 people exposed to computed tomography scans in childhood or adolescence：data linkage study of 11 million Australians. BMJ. 2013；346：f2360.

4) Huang WY, et al：Paediatric head CT scan and subsequent risk of malignancy and benign brain tumour：a nation-wide population-based cohort study. Br J Cancer. 2014；110(9)：2354-60.

5) Choudhary AK, et al：Consensus statement on abusive head trauma in infants and young children. Pediatr Radiol. 2018；48(8)：1048-65.

6) 坂本吉正：小児神経診断学. 金原出版, 1978.

7) 厚生労働省科学研究費補助金子ども課程総合研究事業「子どもの心の診療に関する診療体制確保, 専門的人材育成に関する研究」分担研究, 虐待対応連携における医療機関の役割（予防, 医学的アセスメントなど）に関する研究（主任研究者・奥山眞紀子）：子ども虐待対応医師のための 子ども虐待対応・医学診断ガイド.
[https://www.ncchd.go.jp/kokoro/medical/pdf/03_h20-22guide_3.pdf]

8) Babl FE, et al：Accuracy of PECARN, CATCH and CHALICE head injury decision rules in children：a prospective cohort study. Lancet. 2017；389(10087)：2393-402.

9) Kuppermann N, et al, Pediatric Emergency Care Applied Research Network(PECARN)：Identification of children at very low risk of clinically-important traumatic brain injuries after head trauma：a prospective cohort study. Lancet. 2009；374(9696)：1160-70.

10) Hess EP, et al：Effect of the Head Computed Tomography Choice Decision Aid in Parents of Children With Minor Head Trauma：A Cluster Randomized Trial. JAMA Netw Open. 2018；1(5)：e182430.doi：10.1001.

11) Nigrovic LE, et al：Traumatic Brain Injury Group for the PECARN：The effect of observation on cranial computed tomography utilization for children after blunt head trauma. Pediatrics. 2011；127(6)：1067-73.

12) Hamilton M, et al：Incidence of delayed intracranial hemorrhage in children after uncomplicated minor head injuries. Pediatrics. 2010；126(1)：e33-9.

13) Ide K, et al：External Validation of the PECARN Head Trauma Prediction Rules in Japan. Acad Emerg Med. 2017；24(3)：308-14.

14) Canadian Concussion Collaborative resources.
[https://cattonline.com/wp-content/uploads/2017/10/CATT-Return-to-School-V11.pdf]

参考文献

- Mcmanemy JK, et al：Neurotrauma. Fleisher & Ludwig's Textbook of Pediatric Emergency Medicine. 7th ed. Bachur MD, ed. LWW, 2015, p1280-7.

- Schutzman SA, et al：Injury：HEAD. Fleisher & Ludwig's Textbook of Pediatric Emergency Medicine. 7th ed. Bachur MD, ed. LWW, 2015, p247-53.

- Pinto PS, et al：The unique features of traumatic brain injury in children. Review of the characteristics of the pediatric skull and brain, mechanisms of trauma, patterns of injury, complications and their imaging findings--part 1. J Neuroimaging. 2012；22(2)：e1-e17.
- Lee LK, et al, Traumatic Brain Injury(TBI)Working Group of PECARN：Isolated loss of consciousness in children with minor blunt head trauma. JAMA Pediatr. 2014；168(9)：837-43.

もっと 勉強したい人のために

本文中に登場した，主な3つの小児頭部外傷に対する頭部CT検査の臨床的判断基準（clinical decision rule；CDR）について紹介します。それぞれ対象や目的が少しずつ異なりますので，単純には比較できないかもしれません。詳細は以下の文献をご参考下さい。

- CATCH（Canadian Assessment of Traumatic Childhood Head Injury）
Osmond MH, et al：CATCH：a clinical decision rule for the use of computed tomography in children with minor head injury. CMAJ. 2010；182(4)：341-8.

   2010年にカナダで発表された16歳以下の頭部外傷患児およそ3,800人を対象にした頭部CT検査に関するCDRです。

- CHALICE（Children's Head Injury ALgorithm for the prediction of Important Clinical Event）
Dunning J, et al：Derivation of the children's head injury algorithm for the prediction of important clinical events decision rule for head injury in children. Arch Dis Child. 2006；91(11)：885-91.

   2006年にイギリスで発表された16歳未満の頭部外傷患児およそ23,000人を対象にした頭部外傷ハイリスク因子を検討し，導き出した頭部外傷のアルゴリズム。イギリスの診療ガイドラインであるNICEガイドラインにも採用されています（2014年に若干の改訂がありました）。

- PECARN rules（Pediatric Emergency Care Applied Research Network prediction rules）
Kuppermann N, et al, Pediatric Emergency Care Applied Research Network（PECARN）： Identification of children at very low risk of clinically-important traumatic brain injuries after head trauma：a prospective cohort study. Lancet. 2009；374(9696)：1160-70.

   2009年に米国で発表された18歳未満の軽症頭部外傷患児およそ42,000人を対象にした，特に低リスク群を抽出することを目的とした研究に基づき作成されたCDRです。

- Babl FE, et al：Accuracy of Clinician Practice Compared With Three Head Injury Decision Rules in Children：A Prospective Cohort Study. Ann Emerg Med. 2018；71(6)：703-10.

   主な頭部外傷のclinical prediction ruleであるPECARN，CATCH，CHALICEと臨床医の経験に基づく判断との多施設前方視観察比較研究（ニュージーランド，オーストラリア）で，文献8の二次分析（planned secondary analysis）です。米国など頭部CT検査率が高い地域と異なり，もともと頭部CT撮影率が低い地域（オーストラリア，ニュージーランド）では，各種CDRを用いることでかえって頭部CT検査率が上昇するのではないかという研究結果でした。ひょっとすると，今後この地域から感度を保ったより特異度の高いCDRが発表されるかもしれません。しあわせの青い鳥はいるのでしょうか。

- Christian CW, Committee on Child Abuse and Neglect. American Academy of Pediatrics： The evaluation of suspected child physical abuse. Pediatrics. 2015；153(5)：e1337-54.

   虐待についての総論ですが，虐待による頭部外傷（abusive head trauma；AHT）についても概略が記載されており，具体的な対応などについてもまとめられています。

Ⅱ 各論 ちょっと迷う場合はこうする！

2 顔面外傷

染谷真紀

ポイント

➡ 創は必要十分に綺麗にする！

➡ 頭蓋底骨折，視神経損傷，三叉神経（眼窩下神経），顔面神経，耳下腺管，涙道
損傷のサインに注意！

➡ 眼窩壁骨折では，外眼筋などの絞扼に注意！

症 例

12歳男児。硬式野球で打球が左眼に当たり，左眼周囲の腫脹と疼痛を主訴に受診。来院時，意識清明，左眼周囲は腫脹していたが，対光反射は直接・間接ともに迅速で複視は認めなかった。顔面CTでは左眼窩下壁骨折を認めた。安静経過観察の方針としていたが，上方視時に疼痛が増悪するようになり，CTを再度見返すと上顎洞内へ下直筋が一部偏位を伴っており，緊急で観血的整復術が施行された。

小児の特徴

　小児は成人に比べて体全体に占める頭部の割合が大きいため，頭部・顔面外傷の割合が高くなります。また，乳児から成人へ成長するにつれて，頭蓋に対する相対的な顔面の容積は増加します。乳幼児期には頭蓋を基準として後方にくぼんだような形状であった顔面は，成長に伴い顔面中央部・下顎が前方に突出していきます。そのため，乳幼児期には顔面外傷よりも頭部外傷が多く，顔面外傷の中では前頭部・前額部の外傷が多くなります。成長とともに顔面外傷は相対的に増加し，顔面外傷の中では前額部よりも口や下顎の外傷が多くなっていきます[1~3]。

　乳幼児では，顔面の厚い皮下脂肪組織が衝撃を緩衝し，軟らかい骨と骨縫合が外力を吸収するため，骨折は生じにくいです。骨折してもほとんど転位を伴わず，保存的治療が可能なことが多いものの，身体所見・画像所見上の変化に乏しく，診断が困難な場合も多いです。また，骨が柔軟であるがゆえに，骨折時に骨片が転位から戻る際に

筋肉や脂肪組織などが絞扼され，機能障害を起こす可能性があるので注意が必要です。

診療

　乳幼児では転倒・転落など低エネルギーの外傷が多く，成長し活動範囲が広がるにつれてスポーツ外傷や交通外傷など，より高エネルギーの外傷が増加していきます。

　小児では受傷時に目撃者がおらず正確な受傷機転が不明であることや，症状の訴えが不明瞭であること，強い疼痛があると他の疼痛部位がわかりにくくなることも多く，丁寧な病歴聴取・身体診察・経時的フォローが重要です。また，顔面の外傷に意識が向きやすいですが，全身状態・意識状態を含めたバイタルサインが重要です。

　保護者の付き添いなしに，保育園や幼稚園，学校から直接来院することも少なくありませんが，緊急性が乏しければ処置開始前には保護者に直接来てもらい，麻酔薬のアレルギーの可能性や処置のリスク・必要性について説明を行うのが望ましいです。

1 擦過傷

　擦過傷では洗浄が重要です。土，砂，アスファルト，金属片，ガラス片などの異物は，多量の生理食塩水もしくは水道水で洗浄します。必要に応じて，歯ブラシやガーゼでこすって完全に除去します。異物が残存すると，感染を惹起し治癒が遅れることもあります。また，異物が残存したまま上皮化すれば外傷性刺青を生じ，美容的にも問題となるため，やはり十分な洗浄が重要です。洗浄の際は，局所麻酔ゼリー（例：キシロカインゼリー®）を塗布すると（ゼリーを塗布後，ガーゼで覆うかラップなどで密封して30分ほど置くとよい）疼痛を和らげ，患児の負担を減らすことができますが，必要に応じて局所麻酔薬の皮下注射や，かなり広範な場合や洗浄しにくい場所の際には静脈鎮静・鎮痛も検討します。

　擦過傷以外の受傷がなければ原則として帰宅可能ですが，全身麻酔薬を使用した場合は入院を検討するか，比較的長時間の院内経過観察が望ましいです。

2 挫創

　皮下組織の脂肪が露出するような挫創であれば，基本的に縫合が必要な場合が多いです。皮下組織に達しない浅い挫創であれば，縫合せずに皮膚接合用テープでの対応も検討できます。テープを使用する場合には，出血がコントロールできていること，涙や分泌物などで貼ったテープが剝がれやすい状態にならないこと，テープの両端が十分に固定できることなどが必要です。眼瞼，鼻翼，口唇，耳介などの部位の挫創の場合に

は，特別な配慮を要することが多いため形成外科へコンサルトしましょう。

擦過傷と同様に，洗浄は重要であり，洗浄の際には，局所麻酔ゼリーの塗布，必要に応じて局所麻酔薬の皮下注射や全身麻酔も検討します。

縫合に際しては組織を本来の位置に戻し，受傷した組織の層同士を合わせます。縫合は細かければ良いわけではなく，過剰な縫合では縫合糸膿瘍や創縁の血流不全から創縁壊死を生じ肥厚性瘢痕の原因になりうるため，必要十分な縫合を心がけることが大切です（14頁，総論3「創処置（評価，鎮静，洗浄，縫合の適応・方法・コツ）」参照）。

挫創以外の受傷がなければ原則として帰宅可能ですが，全身麻酔薬を使用した場合は入院を検討するか，比較的長時間の院内経過観察が望ましいです。また，縫合後の創のフォローが重要となりますので，感染や創の離開にも注意が必要です。

3 頭蓋底骨折のサイン

顔面外傷であっても顔面のみの損傷とは限りません。鼻腔や外耳道からの透明な液体の流出（髄液鼻漏・髄液耳漏），鼓膜血腫は頭蓋底骨折を示唆します。また，眼の周りの全周性皮下血腫（パンダの眼徴候）や耳介直上の側頭部皮下血腫（バトル徴候）も頭蓋底骨折を示唆しますが，受傷直後には生じにくい症状です。頭蓋底骨折が疑われた場合には入院が望ましいです。

4 眼や眼周囲の外傷

眼や眼周囲の外傷の可能性が考えられれば，眼球の視診上の変化，視力障害，視野障害，眼球運動障害，複視の有無を確認します。前房出血や高度の結膜下出血を認める場合には，明らかな視力障害を認めなくても眼科への相談が望ましいと考えます。

1）視力障害，視野障害

視力障害や視野障害を認める場合には，眼球損傷や視神経管骨折による視神経障害の可能性も考えられます。眉毛外側への外傷で視神経管の管壁に骨折や歪みが生じ，その内部を走行する視神経線維の断裂や循環障害，出血，浮腫が生じることで視力障害・視野障害といった視覚障害を起こします（図1）。これらは，顔面損傷自体は軽度であっても生じえます。相対的瞳孔求心路障害（relative afferent pupillary defect；RAPD）*が陽性となり，症状を伝えにくい小児でも客観的な所見として診断に有用です。

*相対的瞳孔求心路障害（relative afferent pupillary defect；RAPD）：RAPDのチェックにはswinging flashlight testを行い，対光反応の左右差を比較する。まず，ペンライトで左右の眼に交互に数回光を当て，直接反応の起こり方とその戻り方をみる。片眼に光を1秒ほど当てたあと，すばやく他眼に移し，また1～2秒間当てて反対側に光を移す。これを左右交互に繰り返す。光が瞳孔に当たると縮瞳するが，逆に散瞳すればRAPD陽性であり，その眼の網膜に異常がなければ視神経障害であると考えられる。

2) 眼球運動障害，複視

　　眼球運動障害や複視を認める場合には，下直筋，内直筋の絞扼を合併した眼窩底（下壁）骨折や眼窩内壁骨折の有無を確認します。眼窩部に外力が及んだ場合，衝撃を受けた眼球ではなく，構造的に弱い眼窩壁に力が加わり骨折を起こすことがあります（図2）[4]。眼窩底（下壁）が構造的には最も脆弱であるため，眼窩底（下壁）骨折が多いですが，眼窩内壁骨折が起こることもあります。眼窩底（下壁）骨折は，下壁が骨折して上顎洞と眼窩が上下に吹き抜けるような構造となることから「眼窩吹き抜け骨折」とも呼ばれ，上顎洞が発達してくる学童期以降で多くみられるようになります（図3）。

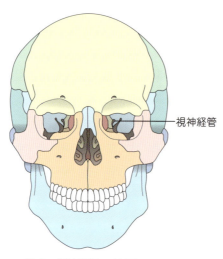

図1　視神経管の位置

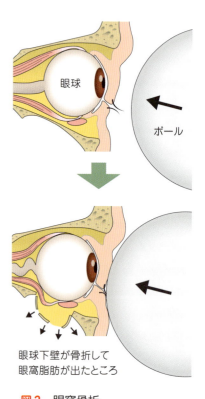

図2　眼窩骨折

（文献4をもとに作成）

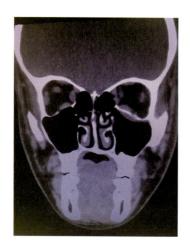

図3　眼窩骨折のCT所見

症状がない場合には帰宅も可能ですが，視力障害，複視，眼球運動障害を認める場合には，眼科や形成外科へコンサルトしましょう。特に，眼窩内の組織の絞扼があると機能障害を残しうるので注意が必要です。

また，鼻をかむと骨折部から眼の周囲組織に空気が入ってしまうため，鼻をかまないように指導します。

5 開口障害，咬合不全

頬骨弓骨折（骨片が側頭筋に食い込んだ場合）や下顎骨骨折では開口障害を認め，上顎骨骨折，下顎骨骨折では咬合不全を認めることがあります。舌圧子を噛ませ軽い力で引き抜けるかどうかをみるtongue blade testは，下顎骨骨折に対する感度が高い（88.5[5]〜95.7%[6]）とされます。

小児では介達外力による関節突起骨折が多く，外傷部位から離れている場合でも注意が必要です。関節突起骨折は，若木骨折により骨片が元の位置に戻る可能性があり，機能障害を残すことなく治癒することも多く，安易に手術すべきではありません。手術適応としては，関節突起の低位での骨折かつ偏位がある症例，開放性（複雑）骨折がある症例が挙げられます。

1）感覚障害

上顎骨骨折や頬骨骨折に合併しうる眼窩下神経（三叉神経第二枝）傷害では頬部，鼻部側面，上口唇，歯肉の感覚障害が生じることがあります。

2）顔面神経麻痺

顔面神経は耳下腺部から顔面全体に分枝しており，顔面の挫創，特に耳下腺から頬部の挫創では顔面神経損傷に注意が必要です（図4）。局所麻酔を行ってしまうと顔面

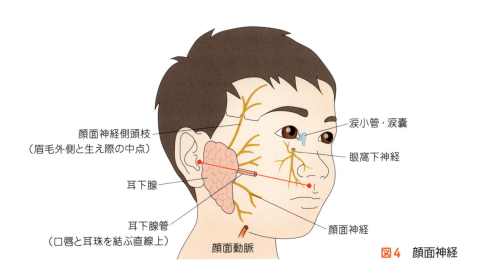

図4　顔面神経

神経損傷の評価ができなくなってしまうため，局所麻酔を行う前に評価を行う必要があります。

　顔面神経本幹，側頭枝，下顎縁枝は早期修復が望ましいと考えられます。側頭枝は，耳珠の0.5cm下から眉毛外側1.5cm上を結んだ線に沿って走行しており，損傷を受けると前額のしわ寄せが困難となります。

　下顎縁枝は下顎後線に沿って下行し，下顎角一横指下方で下顎骨裏面を走行し，損傷を受けると下口唇を下方に引くことが困難となります。損傷が疑われる場合には形成外科へコンサルトしましょう。損傷を認めた場合には顕微鏡下で神経縫合を行い，神経欠損を認めた場合には自家神経移植術を検討します。すぐに縫合が困難であっても，断端を発見した場合にはマーキングをしておくとよいでしょう。

3）耳下腺管損傷

　耳下腺部の皮下脂肪層よりも深い挫創では，耳下腺管の損傷がないかを評価する必要があります。損傷が疑われる場合には形成外科へコンサルトしましょう。

4）涙道損傷（鼻涙管損傷）

　内眼角部付近の損傷で，持続的に涙が溢れてくる症状があれば涙道損傷が疑われますので，全身麻酔下に上下涙小点から涙管ブジーを挿入し，損傷がないかを確認する必要があります。涙小管の損傷を認めた場合には，可及的早期に断端吻合を行います。涙の流出は下優位であり，下涙小管断裂では再建が必須と考えられます。

ピットフォール

眼窩吹き抜け骨折

　眼窩底線状骨折で，下直筋や周囲組織が骨折部に嵌頓・絞扼され，著明な眼球上転障害や嘔気・嘔吐，頭痛（眼の奥の痛み）を認める場合があり，頭蓋内損傷と見わけがつきにくく，見落としがちです。このような場合には下直筋の虚血壊死の可能性が考えられ，受傷後早期に整復術を施行しないと眼球運動障害の後遺症を残す可能性があるため注意が必要です。

本人・家族への説明で特に注意すること

　縫合を要するような創の場合には，処置翌日に創の経過をみるために再受診を指示することが望ましいです。時間経過とともに創部が変化することは少なくありません。また，受傷直後は症状が明らかでなくても，しだいに症状が顕在化・増悪してくるこ

とがありますので，本人・保護者へそのことを伝えておき，そのような場合には再受診するよう指示しておくことが望ましいでしょう。

文献

1) 安　炳文：顔面外傷．小児診療．2016；79(1)：21-6．
2) 宮下宏紀, 他：顔面外傷の治療戦略と手術のポイント．小児外科．2013；45(9)：961-4．
3) 日本口腔外科学会, 他編：口腔顎顔面外傷診療ガイドライン2015年改訂版．第Ⅱ部．2015, p5-41．
4) 日本形成外科学会：形成外科で扱う疾患「眼窩壁骨折」．
   [http://www.jsprs.or.jp/member/disease/facial_fractures/facial_fractures_03.html]
5) Neiner J, et al：Tongue Blade Bite Test Predicts Mandible Fractures. Craniomaxillofac Trauma Reconstr. 2016；9(2)：121-4．
6) Alonso LL, et al：Accuracy of the tongue blade test in patients with suspected mandibular fracture. J Emerg Med. 1995；13(3)：297-304．

もっと勉強したい人のために

- 日本口腔外科学会, 他編：口腔顎顔面外傷診療ガイドライン2015年改訂版．第Ⅰ部．2015．
  [https://www.jsoms.or.jp/pdf/trauma_1_20150501.pdf]

  下顎骨骨折を中心に説明されています。

- Buttaravoli P, 他：マイナーエマージェンシー 原著第3版．大滝純司, 監訳．齊藤裕之, 編．医歯薬出版．2015．

  一般に"軽症"と分類される疾患についてとても有用な情報がまとめられており，"軽症"を診ることを苦に感じさせない本です。

II 各論　ちょっと迷う場合はこうする！

3 眼，耳，鼻外傷

関根一朗

ポイント

→ 眼外傷の診察ではフルオレセイン染色を用いた前眼部観察が必須

→ 耳介裂傷は耳ブロックで麻酔し，耳輪を丁寧に合わせて表皮を縫合

→ 鼻外傷は鼻中隔血腫の有無を確認

症例

症例1 10歳男児。自転車で走行中に転倒して耳介を受傷し，ERを受診した。耳介裂傷を縫合するため局所麻酔薬を耳介に注入したところ，腫脹してしまい，耳輪が不明瞭となってしまった。

症例2 8歳男児。野球ボールが顔面に当たり受傷し，ERを受診した。鼻出血があったが来院時には自然止血していた。顔面骨CTで鼻骨骨折がないことを確認し帰宅させた。後日，形成外科から鼻中隔血腫の見逃しを指摘された。

小児の特徴

1 顔の診察や処置は怖がられやすい

他の部位の診察と同様に，患児の恐怖心を和らげるように努めなくてはなりません。しかし，疼痛や恐怖が強く安全に評価や処置ができない場合は，局所麻酔による鎮痛に加えて，鎮静〔ミダゾラム点鼻投与（ドルミカム®適応外使用），ケタミン塩酸塩（ケタラール®静注）など〕を考慮します。

2 小児虐待 (non-accidental trauma) の可能性を検討する

受傷機転と矛盾する診察所見がないかなど，non-accidental trauma の可能性をすべての小児外傷症例で検討すべきです。眼瞼結膜や網膜の出血斑，耳介後部の皮下

出血，外耳道裂傷，鼓膜・鼓室内血腫などを含め，主訴の外傷以外の所見がないか丁寧に観察します。

3 鼻は解剖が成人と異なる

　成人と比べて前額部や眼窩の骨が突出しており，相対的に鼻背の突出が少ないため受傷しにくいです。受傷しても，軟骨成分が多く柔軟性があるため，粉砕骨折にはなりにくいです。しかし，鼻中隔は転位や弯曲などの損傷を生じやすく，鼻中隔血腫も成人より生じやすいとされています。

4 治癒が早い

　鼻骨骨折などにおいて，小児は成人よりも治癒が早いと言われています。それ自体は良いことですが，偏位を伴う骨折などの場合は成人よりも早期のフォローアップを行うべきです。

診療

1 眼

　身体診察では，視力，瞳孔，眼球運動を評価します。初診時の視力は視力予後との関連も報告されています。見えにくさの自覚症状だけではなく，ランドルト環などによる客観的な視力測定を行います（図1）。視力障害がある場合も，光覚弁なのか指数弁なのかなど評価できる範囲で記録を残します。

　瞳孔は客観的な所見であり，診察に協力を得られない小児でも評価が可能です。瞳孔の形状異常の有無や瞳孔不同がないかだけではなく，ペンライトを用いて対光反射も確認します。特に，視神経損傷や網膜剥離などによる求心路の障害を評価するために交互点滅対光反射試験（swinging flashlight test）（図2）で相対的瞳孔求心路障害（relative afferent pupillary defect；RAPD）を確認します。

　眼球運動は外眼筋や動眼神経などの障害で異常をきたします。視診で

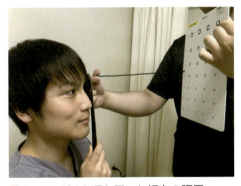

図1　ランドルト環を用いた視力の評価

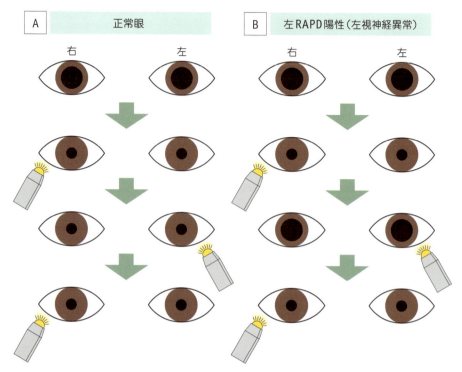

図2 交互点滅対光反射試験（swinging flashlight test）
A：正常者では直接反射と間接反射が瞬時に切り替わるため瞳孔径は一定である
B：左視入力に異常がある場合，右眼に光を当てたときは両眼で縮瞳するが，左眼に光を当てると，入力がないため両眼で散瞳する

眼球運動障害があるかを確認するだけではなく，複視の有無も確認します。

救急外来でも行うべき検査として，細隙灯顕微鏡を用いた前眼部観察，眼圧測定（トノペン®），眼底観察（バーサカム®，パンオプティック™），眼球エコー検査，CTなどがあります。自施設にある診察デバイスを把握し，前眼部観察や眼圧測定を行えるように備えます。細隙灯顕微鏡があれば，フルオレセイン染色を行い観察することで角膜損傷や穿孔性眼外傷の診断も可能となります。

1）眼科コンサルトを要する症例

眼の外傷で眼科コンサルトを要する症例を確認しましょう。いずれも特殊な検査や難しい診察は必要なく，丁寧な病歴聴取，細隙灯顕微鏡を用いた前眼部観察，対光反射などの身体診察，そしてCTやエコーという検査ツールにより診断が可能です。

①角膜損傷

受傷：泣きやまない乳幼児（crying infant）の鑑別のひとつです。患児自身の爪でこすったり，木の枝などが当たったりすることで受傷します。

症状：強い痛みと羞明をきたします。

診断：フルオレセイン染色で濃染された損傷部位を確認することで診断します。

治療：異物が残存している場合は除去する必要があります。眼瞼翻転し，上眼瞼の裏まで観察します。角膜の回復は早く，数日で症状は消失します。抗菌薬点眼で感染予防を図ることが一般的です。

②眼球破裂

受傷：鈍的外傷で眼球が圧迫されたときに受傷します。

症状：疼痛，著しい視力低下，眼球結膜充血をきたします。

診断：眼球結膜の腫脹や出血が起こりますが，眼瞼腫脹などにより診察が難しいことも多いです。眼球破裂が疑われるときは，エコーのプローブによる眼球圧迫を避けるため，CTで眼球形状の左右差を評価します（図3）。夜間であっても緊急で眼科コンサルトが必要です。

治療：眼球圧迫による二次損傷を避けるため，不要な診察を行わないようにします。紙コップを眼窩にかぶせて固定し，圧がかからないようにすることもあります。

③穿孔性眼外傷

受傷：ガラスの破片や鉄粉など，飛んできた異物により受傷します。

症状：視力低下や痛みを生じます。

診断：視診やフルオレセイン染色で角膜，結膜，強膜の損傷を確認します。裂傷部からフルオレセインが流れる所見（seidel sign）を呈します。角膜損傷部位から虹彩脱出を伴うこともあります（図4）。夜間であっても緊急で眼科コンサルトが必要です。

治療：眼球圧迫による二次損傷を避けるため，不要な診察を行わないようにします。紙コップを眼窩にかぶせて固定し，圧がかからないようにすることもあります。

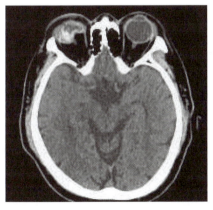

図3　眼球破裂のCT

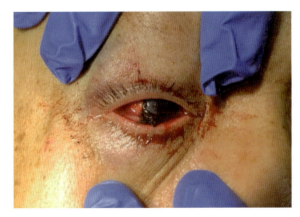

図4　角膜損傷部位からの虹彩脱出

④化学眼外傷

受傷：誤って薬品や洗剤が目に入ることで受傷します。

症状：強い痛み，流涙，眼球結膜充血，視力低下をきたします。

診断：病歴に加え，リトマス試験紙や尿検査用試験紙を用いて眼球結膜のpHを測定します。角膜損傷の程度を評価するためにフルオレセイン染色を行います。

治療：酸性よりもアルカリ性のほうが組織に浸透しやすいため重症となります。眼球結膜のpHが中性になるまで生理食塩水で洗浄を行います。洗浄後，眼科に紹介します。

⑤外傷性視神経症

受傷：眉外側部の打撲により視神経管が障害されます。

症状：打撲後，急激で著しい視力低下をきたします。

診断：swinging flashlight test（図2）でRAPD陽性の場合に疑います。CTで視神経管骨折がわかることもありますが，所見がなくても否定はできません。夜間であっても緊急で眼科コンサルトが必要です。

治療：ステロイドパルス療法や，緊急で視神経管開放術を行うことがあります。

⑥前房出血

受傷：眼球打撲により受傷します。

症状：受傷後徐々に視力低下を生じます。

診断：坐位で前眼部観察を行うと，前房内に血液貯留による液面形成がみられます。外傷性網膜剥離や硝子体出血も同様の症状をきたすため，眼底観察や眼球エコーも行います。自然治癒することもありますが，外傷性網膜剥離や網膜裂孔の有無を評価するため，早期に眼科コンサルトを行います。二次的に眼圧上昇をきたすこともあります。

治療：眼圧上昇がなければ，保存的治療となることが多いです。

2 耳

耳の外傷では耳介裂傷などがコモンですが，他の部位の外傷と同様，合併損傷がないかの評価が重要です。鼓膜，外耳道，頸椎などは，意識して評価しないと所見に気づかないことがあるので注意が必要です。

1) 耳介裂傷の処置

耳介裂傷では整容的に元の状態に近づけることを目標に創部処理を行います。しかし，耳介は皮膚が薄く，軟骨損傷を伴うことも多いため，創部処理に工夫が必要です。完全な耳介断裂や皮膚欠損により露出した軟骨を覆えない場合は，形成外科コンサルトが必要です。

耳介裂傷などで耳介に処置を行う場合，局所麻酔を要することがあります。耳介は皮下組織が少ないため，創部に局所麻酔薬を直接注入すると腫脹し，処置が困難になることがあります。その場合は，耳介周囲に局所麻酔薬を注入することで耳介の鎮痛を図る耳ブロック（auricular block）（図5）を行います。

　耳介裂傷は，軟骨損傷がなければ表皮を細め（5-0 もしくは 6-0）のナイロン糸で丁寧に単結紮縫合します。軟骨を縫合する場合は細め（5-0 もしくは 6-0）の吸収糸を用いますが，軟骨は糸をかけると裂けることもあるため，耳介に大きな変形がなければ軟骨自体の縫合は行わず，表皮縫合のみを行います[1]。

2）耳介血腫の予防

　耳介裂傷には耳介血腫を伴うことがあり，耳介を圧迫することで予防します（図6）。既に血腫形成されている場合は，穿刺吸引や小切開で血腫除去を行います[1]。

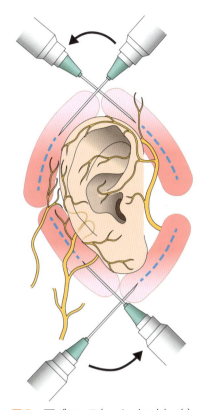

図5　耳ブロック（auricular block）

　処置後，耳輪内に綿球や小さなガーゼを置き，耳介後面にもガーゼを挟みます。そ

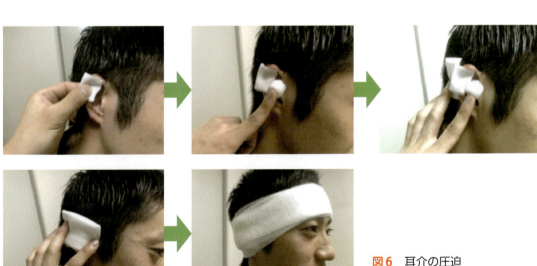

図6　耳介の圧迫
耳輪内や耳介後部にガーゼや綿球を当てることで高さを調整する

II 各論 3 眼，耳，鼻外傷

の上からガーゼで覆い，伸縮包帯で圧迫固定します。1〜2日後に血腫形成がないことを確認し，圧迫を解除します。

耳介血腫を適切に処置しなければ，軟骨膜壊死や軟骨新生により耳介変形（カリフラワー耳）をきたすことがあり，感染を合併すると耳介軟骨膜炎や耳介膿瘍をきたすことがあります。

3 鼻

鼻の外傷には，外表面の損傷だけでなく鼻腔内の損傷や鼻骨骨折などを伴うことがあります[2]。その観察には，鼻鏡やルーペ付きヘッドライトを使用するとよいです。また，マスク，ガウンなどで感染防護を行い，診察や処置を行う必要があります（図7）。

1）鼻出血

鼻出血は外傷性と非外傷性のいずれも起こりえます。まず気道確保の要否（大量出血による誤嚥や窒息の予防など）を判断し，次に出血部位を同定し最適な止血法を検討します。鼻腔内に凝血塊があると，出血部位の確認ができないだけでなく，圧迫止血も有効でなくなることがあります。診察前に凝血塊を取り除くことが望ましく，可能であれば患児に鼻をかませ，難しければ吸引もしくは鑷子（ピンセット）で除去します。診察前に有効な圧迫止血ができていなければ，まずは圧迫止血を10〜15分行ってみます。鼻骨部ではなく鼻翼を両側からつまむように圧迫する方法を本人もしくは保護者に説明し，実際に行ってもらいます[3]。

キーゼルバッハ部位などの前方に出血点がある場合は鼻翼圧迫による止血が期待で

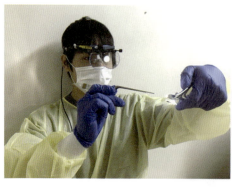
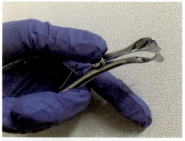
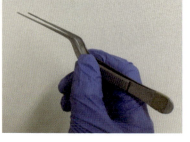

図7　鼻腔・鼻骨の観察における感染防護
マスク・ガウンなどで感染防護を行い，ヘッドライト・鼻鏡・耳鼻科鑷子を使用する

きますが，止血されなければ鼻腔内から直接圧迫止血を試みます。筆者が好んで行っているのは，アルギン酸塩創傷被覆材（カルトスタット®など）と綿球を組み合わせて，握り寿司のように重ねたもの（図8）を鼻腔内に挿入する方法です。カルトスタット®が出血点に当たるようにし，そこを綿球で圧迫するように留置します。成人の鼻出血と同様にガーゼでパッキングを行ってもよいですが，疼痛が強く，患児の協力を得るのが難しいことが多いです。

外傷性鼻出血で血流が豊富な鼻腔後方に出血点がある場合は，止血困難であることが多いだけでなく，咽頭への血液や凝血塊の垂れ込みが多くなるため，気道確保の必要性を判断し，耳鼻科コンサルトを行います。

2) 鼻骨骨折

鼻骨骨折では病歴聴取と身体診察が重要です。画像検査は有用性が低いと言われています。単純X線検査は偽陽性・偽陰性が多く，CTは感度・特異度ともに高いですが，手術適応の判断も外観や機能的状態に基づいて行うため必須ではありません。ベッドサイドで行えるエコー検査（図9）は鼻骨の描出に優れ，他の外傷評価（extended focused assessment with sonography for trauma；eFASTなど）と同時に行えるため，救急外来でよく行われています[4]。

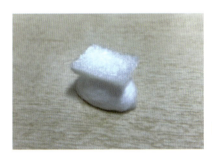

図8 握り寿司のように重ねたカルトスタット®と綿球（1／3に切ったもの）

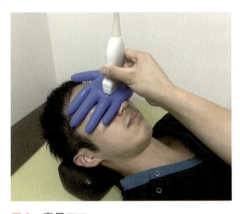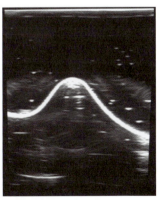

図9 鼻骨エコー
手袋に水を入れてクッションにして，その上からプローブを当てる

鼻骨骨折に他の顔面骨骨折を合併していないかどうか，慎重に診察します。頭蓋底骨折（パンダの眼徴候，バトル徴候，鼓室内血腫，髄液漏），Le Fort型骨折（中顔部の動揺性），上顎骨骨折・眼窩底骨折（顔面神経麻痺，複視・視力障害，咬合異常）などは確認必須です。

鼻中隔血腫は成人よりも小児で生じやすいです。未治療だと膿瘍を形成し，鼻中隔変形となりうるため，鼻中隔血腫があれば穿刺し血腫を除去します（文献5参照：https://www.nejm.org/doi/10.1056/NEJMvcm1010616）。

鼻骨骨折の手術適応は外観と機能的状態に基づいて行いますが，受傷直後は腫脹が強く評価が困難であることも少なくありません。変形がある場合や腫脹が強く十分な評価ができていない場合は，形成外科など専門診療科にコンサルトします。腫脹が軽減し，骨癒合する前に再評価や手術適応の判断が必要であるため，小児では7～10日以内に再評価をすべきです。

ピットフォール

1 異物残存がないか徹底的に検討する

角膜や結膜の損傷をみたらその処置を行うだけでなく，上眼瞼裏や眼球内の異物残存がないか，受傷機転をよく確認し，必要があればCTや眼球エコーなどの検査を行います。

2 耳介の麻酔は耳ブロックを選択する

耳介裂傷などで局所麻酔薬を耳介に直接注射すると，腫脹し耳輪がわかりにくくなるなど縫合の妨げになることがあります。

3 鼻外傷をみたら鼻中隔血腫の有無を確認する

鼻中隔血腫は成人よりも小児で多いとされています。「鼻出血が止まったからOK！」ではなく，鼻腔内を観察し，鼻中隔血腫があれば，穿刺し血腫を除去します。

本人・家族への説明で特に注意すること

眼・耳・鼻などの感覚器の外傷は，審美性や機能性の後遺症を心配される方が多いです。小児では視力・聴力などの機能的評価が難しいため，評価が不十分である可能

性があれば専門診療科にコンサルトします。機能的に問題がなくても，顔面の創傷は傷跡が気になるものです。創部の遮光など自宅で注意すべきことを説明し，機能的には問題がなくても審美的問題が生じうる場合もやはり専門診療科にコンサルトします。

文 献

1) Eagles K, et al：Ear trauma. Clin Sports Med. 2013；32(2)：303-16.

2) Hoffmann JF：An Algorithm for the Initial Management of Nasal Trauma. Facial Plast Surg. 2015；31(3)：183-93.

3) Patel N, et al：An update on management of pediatric epistaxis. Int J Pediatr Otorhinolar-yngol. 2014；78(8)：1400-4.

4) Dogan S, et al：Use of radiography and ultrasonography for nasal fracture identification in children under 18 years of age presenting to the ED. Am J Emerg Med. 2017；35(3)：465-8.

5) Kass JI, et al: Videos in clinical medicine. Treatment of hematoma of the nasal septum. N Engl J Med. 2015；372(22)：e28. doi：10.1056/NEJMvcm1010616.

もっと 勉強したい人のために

● 許　勝栄：これ一冊で 小外科、完全攻略 持っててよかった！ 日本医事新報社, 2014.

眼科・耳鼻科の小外科に関して，評価，麻酔，処置の仕方などが詳細に書かれています。イラストも多くわかりやすいです。

● Trott AT: Wounds and Lacerations. Emergency Care and Closure. 4th ed. Saunders, 2012. 【日本語翻訳版】Trott AT: ERでの創処置 縫合・治療のスタンダード. 原著第4版. 岡正二郎, 監訳. 羊土社, 2019.

ERセッティングにおける創傷管理に関するバイブル的な本です。

II 各論　ちょっと迷う場合はこうする！

4 口腔内外傷

福政宏司

ポイント

歯ブラシ外傷

➡ 乳幼児では異物を口にくわえた状態での転倒や転落による口腔内外傷が多い

➡ 口腔内外傷では時に血管損傷を合併し，中枢神経症状を認めることがある

➡ 予防可能な外傷であり，保護者に事故予防の指導を必ず行う

歯牙損傷

➡ 小児の頭部・顔面外傷では歯牙損傷の合併の有無を評価する

➡ 歯科医に紹介すべき歯牙損傷とタイミングを理解しておく

➡ 軽微な口腔内外傷でも虐待の可能性を常に考えておく

症例

症例1　1歳9カ月男児。受診当日の20時30分頃に自宅内で受傷した。歯磨きをしながら，台所にいた母親に駆け寄ろうとしたときに，歯ブラシをくわえたまま前方に転倒した。母親が抱き上げると口腔内から出血があったためERを受診した。受診時のバイタルは問題なく，既に口腔内からの出血は止まっていた。歯ブラシは持参していなかったが，母親によると歯ブラシは折れていなかったとのことであった。口腔内所見は，左口蓋扁桃外側の頬粘膜に約10mm×5mmの損傷を認めたが，深さは不明であった。CTを撮影したところ副咽頭間隙に気腫が認められたが，明らかな血管損傷は認められず，異物の残存はなかった。

症例2　8歳男児。受傷当日の夕方，友人宅から自転車で帰宅途中，坂道を下っているときにハンドル操作を誤って，顔面を電柱にぶつけて受傷した。友人と一緒に帰宅し，両親と救急外来を受診した。受診時は意識清明でバイタルサインに異常を認めなかった。上口唇の挫創と上顎中切歯の亜脱臼と側切歯の歯冠破折を認めた。それ以外の損傷は認められなかった。いずれの歯牙損傷も緊急処置が必要と考え，歯科へ紹介した。

小児の特徴

1 歯ブラシ外傷

小児の口腔内外傷は，小児救急外来を受診した口腔内外傷の検討結果から，歩きはじめから歩行のおぼつかない1〜3歳前後に好発することが示されています[1]。

東京消防庁[2]や国民生活センター[3]のホームページにも報告がある通り，受傷起点は転倒が最も多く，ついで衝突，墜落・転落が多くなっています。

原因異物は歯ブラシが最多で，そのほか，串やアイスの棒，箸やストローが挙げられます。

損傷部位として軟口蓋，硬口蓋，頬粘膜および口腔底の順に多くなっています[4]。

2 歯牙損傷

小児は成人に比べて身体に占める頭部の割合が大きいという解剖学的特徴を有するため，頭部・顔面外傷の割合が高くなります。また，運動機能が未発達であり，転倒・転落による外傷が多いのも特徴です。

顔面の創傷は見た目のインパクトやその後の整容面で，保護者のみならず医療者も気をとられがちですが，口腔内，特に歯牙損傷の評価を忘れてはなりません。小児の歯牙損傷の急性期対応において重要なのは次の3つです[5]。

①歯列の形成過程と歯の正常構造を理解しておく
②歯牙損傷の分類と定義を理解しておく
③歯科治療の緊急性が判断できる

歯の正常構造を図1に示します。乳歯は20本，永久歯は32本で構成されます（図2）。

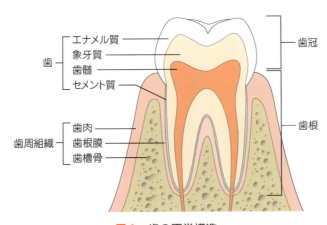

図1 歯の正常構造

乳歯の損傷は，その後の永久歯の発育に影響する可能性があります。損傷した歯が乳歯なのか永久歯なのかを判断するため，日本人の歯の形成過程を把握しておくことが重要です（図3[6]）。

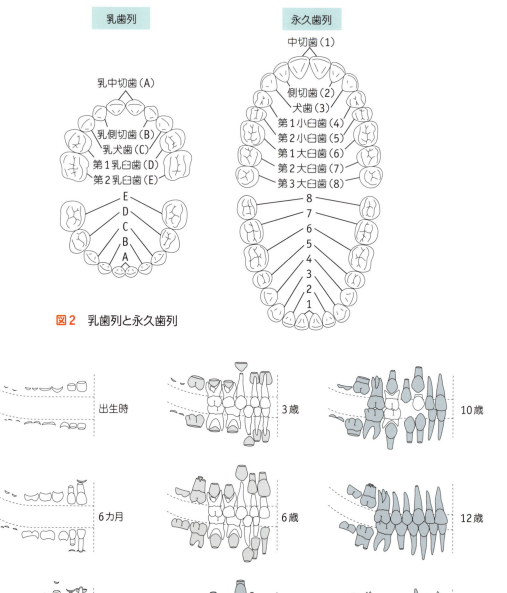

図2 乳歯列と永久歯列

図3 日本人小児の萌出図表

（文献6をもとに作成）

診療

1 歯ブラシ外傷

　小児における口腔内外傷の多くは軽傷であり、特別な治療を要しないことがほとんどです。歯ブラシによる口腔内外傷、つまり"歯ブラシ外傷"も、受傷直後は出血が多く、保護者が不安になってERを受診しますが、受診時には既に止血されている場合が多いです。しかし、広範囲に及ぶ深頸部膿瘍、縦隔気腫、縦隔膿瘍または内頸動脈の血管損傷[7, 8]など、生命を脅かす重篤な合併症の報告例もあり、決して侮れない外傷です。頸動脈鞘に包まれた頸動静脈は、口蓋扁桃に解剖学的に非常に接近しているために損傷を受けやすくなっています（図4、5）。

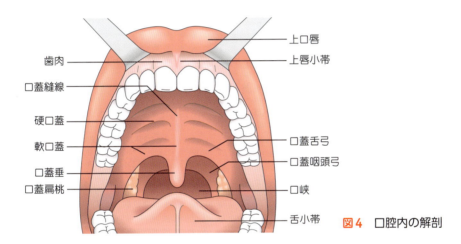

図4　口腔内の解剖

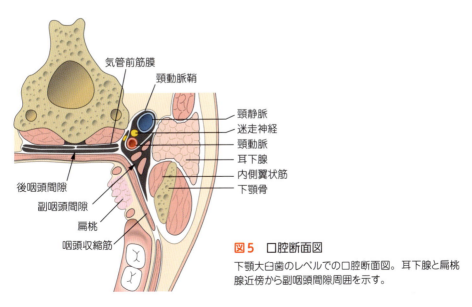

図5　口腔断面図
下顎大臼歯のレベルでの口腔断面図。耳下腺と扁桃腺近傍から副咽頭間隙周囲を示す。

このように，口腔内外傷において大血管の状態の把握は重要です。また，損傷部位によって注意すべき合併損傷もあります。頬粘膜の場合には耳下腺管損傷，口腔底の場合には顎下腺管，舌動脈，舌神経，舌下腺などの損傷に注意が必要です。

　損傷される部位の特徴として，骨がなく軟部組織で構成されているため，出血，血腫および浮腫をきたしやすく，近傍を通過する気道の圧迫による呼吸困難の出現には細心の注意を払って診療すべきです。口腔粘膜は収縮しやすいため，刺さった異物が抜けたあとの創を見た目だけで判断すると，実際の受傷の程度（創の幅や深さ）より軽微な損傷と見誤ってしまう危険があります。

　このように損傷の程度を局所所見のみで評価するのが困難と判断した場合には，画像検査が必須となります。頸部側面軟部組織X線撮影や頸部エコー検査も有用かもしれません。

　特に発熱や著明な疼痛がある場合，また損傷部位から深部組織や血管損傷の評価が必要と判断された場合には造影CTを行います。

　入院適応について一定の見解は得られていません。しかし具体的には，神経学的異常所見がない，血管損傷の疑いがない，気道閉塞症状がない，傍咽頭・後咽頭損傷がない，異物残存がない，そして画像上異常所見がないなど，さらに小児の場合には急変時の対応方法，再受診のタイミングを保護者が十分に理解しているかなどの要件があるでしょう。それらの1つでも要件を満たしていない場合には，入院での経過観察が望ましいと考えられます。

顔面創部治療のコツ

　口腔内を含む顔面外傷における縫合の必要性は，損傷した部位が粘膜か否かによります。その境界は皮膚色か粘膜色かで区別し，皮膚色部分の損傷は必ず縫合します。粘膜色部分の損傷は，縫合しなくても保存的加療で治癒することが多くなっています。縫合の適応は下記の通りです。

　①大きな皮弁を形成している場合

　②1～2cm程度の大きな欠損を伴う場合

　③異物の残存や混入が疑われ，創部の探索が必要な場合

　④貫通創の場合（皮膚側の創のみ縫合し，口腔内の創は縫合せずに，数日創部を洗浄することが必要）

　一般的には縫合後の抗菌薬の処方は不要ですが，顔面の蜂窩織炎予防のために1cmを超える創では抗菌薬の処方を推奨している報告もあります[9]。

2 歯牙損傷

　　歯牙損傷の分類とその主な処置法を**表1**[10, 11]に示します。このうち，速やかに歯科医へ相談すべき損傷は，露髄を伴う歯冠破折，動揺や転位が強く安静保持が困難な亜脱臼，歯根破折が否定できない損傷および完全脱臼（脱落）です。

1）脱落歯の保存方法

　　完全脱臼の場合，永久歯はもちろんのこと，乳歯でも条件によっては元の位置に歯を戻して固定する“再植”を試みます。再植により良好な予後が得られる条件として，①脱臼から再植までの時間，②脱落歯の保存方法が肝となります。

　　再植の予後は，脱落した歯が歯槽外にある時間が長ければ長いほど悪くなるため，可能な限り速やかに歯科治療を行うことが望ましいとされます。

　　速やかに歯科医へ紹介でき，治療可能な環境ならよいですが，特に夜間の救急外来では迅速な歯科治療をできない場面が多々あります。その場合は，翌日の朝一番での歯科受診など，なるべく早く診療する方法を選択せざるをえません。したがって，脱

表1　歯牙損傷の分類と処置法

診断		所見		処置
歯冠破折	不完全（亀裂）	エナメル質に限局した不完全な破折		レジンコーティング
	露髄を伴わない	歯髄に達しない歯の実質欠損		接着性レジン修復，レジンコーティング
	露髄を伴う	歯髄に達するエナメル質・象牙質の実質欠損		直接覆髄法，部分生活断髄法
歯根破折	歯根・歯冠破折	破折線が歯冠から歯根に達している破折		固定
	歯根破折	セメント質と象牙質，歯髄を含む歯根の破折	破折線が歯槽骨縁上にある場合	歯冠側破折片を除去後，歯内治療
			破折線が歯槽骨縁下にある場合	歯冠側破折片を（整復）固定
脱臼	振盪	異常な動揺を伴わない，歯支持組織への外傷		安静化
	亜脱臼	転位はないが，動揺を伴う歯周組織への外傷		安静化，固定
	側方脱臼	歯の歯軸方向以外への転位		整復後固定
	陥入	歯の根尖方向への転位		乳歯：経過観察
				永久歯：整復後固定
	挺出	歯の切縁方向への転位		整復固定
	完全脱臼（脱落）	歯槽からの歯の完全な脱離	歯の保存状態や歯槽の状態が良い	再植固定
			歯根膜の変性，壊死があるもの	乳歯：後継永久歯が損傷される場合は再植しない，保隙
				永久歯：再植不可

（文献10，11より引用改変）

落した歯の再植までの保存方法と保存の有効時間は救急医として知っておくべきです。

　年長児であれば，元の歯槽窩に戻します。それが無理なら口腔内の唾液に含んでもらうか，歯根膜線維の生活力維持に効果のある溶液中に保存するのが望ましいです。市販の脱落歯保存用溶液であるTeeth Keeper NEO（ネオ製薬工業（株）），Dent-Supply（Hanks' Balanced Salt Solution；HBSS。コージンバイオ株式会社（オリエンタル酵母工業株式会社）や冷たい牛乳（低脂肪乳や豆乳ではない）に浸しておきます。それらがない場合にはラップに包んでおきましょう。医療機関であれば生理食塩水に浸します。歯根膜という組織が乾燥してしまうと，再植しても良好な結果が望めないため，何よりも乾燥させないことが重要です。保存の有効時間は，歯の保存液で約48時間，牛乳で約12時間，生理食塩水とラップが約1時間とされています。

2）患児・保護者の指導

　歯が脱落したと受診相談の電話があったときは保存方法を説明するとともに，下記のように指導しておくとよいでしょう。

　　①手で握りしめて持参しない

　　②ティッシュペーパーに包んで持参しない

　　③床や地面に落ちた場合に汚いと思って流水で洗わない

　　④折れた歯の根っこを触らない

ピットフォール

　わが国において，虐待による口腔領域の所見についてはまだ報告が少なく，その認識が低いように思われます。欧米の虐待のテキストには経験豊富な歯科医が診察すれば，身体的虐待を受けた子どもの4人に1人，性虐待を受けた子どもの6人に1人に口腔内外傷を合併しているとの記載もあります[12]。

1）虐待による口腔内外傷

　虐待による口腔・歯に認められる所見を表2[13]に示します。口腔や歯の偶発的な外傷は救急外来でよく経験されますが，不自然な外傷との区別は困難な場合が多いです。

　上唇小帯裂傷は，乳幼児の転倒でよく経験される口腔内外傷です。保護者は受傷直後に口腔内から出血するのに驚き救急外来を受診しますが，受診時には既に止血しており，治療を要することなく自然治癒するため，虐待が見逃されやすい口腔内外傷であることに注意が必要です。特に，まだ歩く前の乳児の上唇小帯裂傷のほとんどが虐待によるものです。子どもの発達と照らし合わせて受傷機転が不自然な口腔内外傷を診察する際には，虐待を念頭にその他の合併損傷の検索が必須です。

表2　虐待が原因と考えられる口腔・歯の所見

損　傷	部　位	所　見
口腔の損傷	口腔内部	口唇の腫脹，挫傷，裂傷
	軟部組織	小帯の裂傷，口蓋粘膜，頬粘膜の挫傷
歯と歯周囲組織の損傷	歯の硬組織・歯髄	不自然な外傷による歯冠破折，歯根破折
	歯周囲組織	動揺歯，脱臼歯，変色歯
う　歯		未処置の多発性う歯

（文献13より引用改変）

2) 歯科ネグレクト

　　外傷のみならず，歯科ネグレクトは口腔・歯の診察において注意が必要です。多数のう歯や歯肉腫脹があれば，child maltreatment（不適切な養育）を疑うに十分な所見です。全身の栄養状態の評価のため，身長・体重を測定し，母子手帳をチェックして成長曲線と照らし合わせてみることを忘れてはなりません。

本人・家族への説明で特に注意すること

　　保護者には口腔内の清潔を保つように指導します。年長児は食後のうがいで口腔内の清潔を保つことができますが，乳幼児の場合は食後に水分摂取を促し，歯ブラシの使用が難しければ湿らせたガーゼで歯磨きを行うなど，口腔内を清潔に保つ方法を具体的に説明し，以下の3点を併せて指導しておきます[14]。

①数日は食事や話すことが不便になるかもしれない

②帰宅後5日間程度は軟らかい食事にする

③帰宅後48～72時間は子どもをよく観察して，発熱などがあれば再診する

　　仮に血管損傷がないと判断されても，血管損傷に伴う症状の発現には注意しておく必要があります。側副血行路を有することから1本の内頸動脈の急性閉塞では症状が発現しない場合が多いです。内頸動脈への最初の損傷から数週間，数カ月後に症状の発症が起こりうるともされます。したがって，保護者には下記のような症状・変化に注意して観察してもらい，これらを認める場合はすぐに再診するよう指導します[14]。

①不機嫌や異常な興奮といった意識状態の変化

②嘔吐

③四肢の筋力低下

④頭痛

⑤頸部の腫脹や口腔内からの再出血

事故予防の観点から

　日常的に子どもの身の回りに存在し，製品に尖った部分があって，ある程度の硬さがあれば，刺傷につながります。口腔内外傷に関与するものとして，箸，フォーク，鉛筆，綿菓子やアイスの棒，歯ブラシなどが代表的です。

　歯ブラシは，他のものと違って先端が尖っていないため，危険という認識が保護者にないことがほとんどです。しかし最近では，乳幼児でも歯磨きが推奨されており，一概に家庭における養育環境不適と断罪されるべきものではありません。歯ブラシ外傷を予防するために，以下の2つのアプローチがあります。

　①保護者の見守り下に，座って歯磨きをするように指導する。兄弟姉妹がいる場合は，歯磨き中に一緒に走り回って，子ども同士でぶつかって受傷することもある。また，乳児は上の子どもが歯磨きをしているのを真似して歯ブラシを使いはじめることも多い。歯磨き中にふざけて走り回らない，洗面台の前で歯ブラシをするなど，兄弟姉妹を含めて指導するのもよい

　②喉突き防止対策のある歯ブラシを使用する。歯ブラシメーカーによる製品開発が進んでおり，喉突き防止プレートの付いたものや，歯ブラシ自体の素材が軟らかく，外力によって変形するなどの製品が発売されている。子どもの歯ブラシを選択する際には安全性に配慮するように指導する（56頁，総論8「事故予防」参照）

　いずれにせよ，乳幼児の歯磨きは保護者の見守り下に行うことが最も重要です。しかし，これらの指導を忙しい救急外来で行うことは時間的に難しくなります。また，受傷直後で保護者も気が動転しており，指導した内容が十分に理解されたか計りかねる場合が多いです。そのような場合は，「翌日に再診」として，再度子どもの診察を行い，保護者を安心させた上で事故予防を行うことが肝要です。その際に，日本小児歯科学会[15]や東京都[16]のホームページから入手可能な歯ブラシ外傷予防の啓発用リーフレットなどを用いながら指導するとよいでしょう。

文 献

1) Inoue N：Oral injuries in children presenting to a Japanese pediatric emergency room. Pediatr Int. 2017；59(7)：826-30.

2) 東京消防庁：乳幼児の歯みがき中の事故に注意！
[http://www.tfd.metro.tokyo.jp/lfe/topics/201705/hamigaki.html]

3) 消費者庁・独立行政法人国民生活センター：乳幼児の歯ブラシによる事故に注意！
[https://www.caa.go.jp/policies/policy/consumer_safety/release/pdf/130328kouhyou_1.pdf]

4) 大久保雅基, 他：歯ブラシによる幼児の口腔軟組織損傷例の臨床統計的観察. 日口腔外会誌. 2005；51(12)：630-3.

5) 杉中見和, 他：歯牙損傷. 小児診療. 2016；79(1)：27-31.

6) 日本小児歯科学会：日本人小児における乳歯・永久歯の萌出時期に関する調査研究. 小児歯誌. 1988；26(1)：1-18.

7) Sagar S, et al：A rare case of life-threatening penetrating oropharyngeal trauma caused by toothbrush in a child. J Indian Soc Pedod Prev Dent. 2010；28(2)：134-6.

8) 大谷勝記, 他：口腔内外傷に続発した内頸動脈閉塞症の1歳女児例. 日小児会誌. 2002；106(1)：85-8.

9) Altieri M, et al: Antibiotic prophylaxis in intraoral wounds. Am J Emerg Med. 1986；4(6)：507-10.

10) 日本外傷歯学会：歯の外傷治療ガイドライン（平成24年10月改訂）.
[http://www.ja-dt.org/file/guideline.pdf]

11) 宮新美智世：身近な臨床・これからの歯科医のための臨床講座　小児の口腔外傷―手際のよい対応について. 日歯医師会誌. 2010；63(3)：273-83.

12) クリストファー・J. ホップス, 他：子ども虐待の身体所見. 原書第2版. 溝口史剛, 訳. 明石書店, 2013, p55-61.

13) 日本小児歯科学会：子ども虐待防止対応ガイドライン（2009.6）.
[http://www.jspd.or.jp/contents/common/pdf/download/boushi_guide.pdf]

14) Mariappan N: Treatment of impalement injuries of the oropharynx in children. J Med Dent Sci. 2016；15(3)：40-3.

15) 日本小児歯科学会：楽しく安全に歯みがきをする習慣を身につけよう.
[http://www.jspd.or.jp/contents/common/pdf/download/hamigaki_a.pdf]
[http://www.jspd.or.jp/contents/common/pdf/download/hamigaki_b.pdf]

16) 東京都生活文化局：乳幼児の歯みがき中の喉突き事故に注意！
[https://www.shouhiseikatu.metro.tokyo.jp/anzen/kyougikai/h28/documents/28_leaflet_pr.pdf]

もっと勉強したい人のために

- Fleisher & Ludwig's Textbook of Pediatric Emergency Medicine. 7th ed. Bachur MD, ed. LWW, 2015.

  小児救急医療に携わる者にとってバイブル的な本です．本項の口腔内外傷のみならず，小児患者の救急診療の場面に則して，大抵のことは網羅されています．

II 各論 ちょっと迷う場合はこうする！

5 胸部外傷

後藤　保

ポイント

➡ 小児の外傷のうち，胸部外傷は頭部外傷についで死亡率が高い

➡ 小児は胸郭コンプライアンスの大きさから，外力が胸腔内臓器に伝播され，肋骨骨折を伴わずとも重篤な臓器損傷を引き起こす可能性がある

➡ 3歳以下の肋骨骨折は虐待の可能性を考慮する必要がある

症例

症例1 6歳男児。自転車で走行中に時速20km／時で走行してきた自動車と接触し，2〜3m飛ばされた。救急隊到着時の意識レベルはAVPU（Alert：意識清明，Voice：声に反応，Pain：痛みに反応，Unresponsive：意識なし）のUで，ERに救急搬送となった。ABCDではA〜Cに問題なく，DでGCSがE1V2M4，胸部X線で異常所見は指摘できず。「切迫するD」（GCS 8点以下，急速な意識レベル低下，脳ヘルニアの兆候）に対して気管挿管されたが，挿管直後から徐々にSpO$_2$が低下，血圧低下，ショック徴候が出現。DOPE〔Displacement（チューブの位置異常），Obstruction（チューブ閉塞），Pneumothorax（緊張性気胸），Equipment（医療機器の不具合）〕に従って原因検索を行うと，右の気胸を疑う所見あり。緊張性気胸として緊急脱気後に胸腔ドレーンを留置し改善した。primary surveyでは身体所見上も気胸を疑う所見はなかったが，後方視的にみると胸部X線でごく少量の気胸があったことがわかった。陽圧換気により気胸が増悪し，急速に緊張性気胸に進行したものと思われた。

症例2 1歳6カ月女児。自宅内の階段（高さ約3m）から転落したとのことで母親に連れられて救急外来を受診した。目撃はなし。意識レベルはAVPUでA，頭部に擦過傷あり。右肘付近を押さえて痛がり，右手を動かさないとのことで右上肢の単純X線写真を撮影したが，上肢に明らかな骨折を認めなかった。打撲の診断で帰宅・経過観察の説明中に，放射線技師より右鎖骨の遠位部に若木骨折を疑う所見があるとの連絡を受けた。あらためて鎖骨の単純X線と胸部X線を撮影したところ，鎖骨骨折だけではなく後部肋骨に複数の仮骨形成を伴う陳旧性の肋骨骨折を認めた。虐待の疑いがあると判断し，入院とした上で院内の虐待対応システムを起動して対応を依頼した。

小児の特徴

　小児の胸部外傷は単独で生じることは稀で，多くは多発外傷の一部として起こります。そのほとんどが鈍的外傷で，交通事故，転落，スポーツ外傷，虐待などが主な原因となります。小児は胸郭のコンプライアンスが大きく，外力は肋骨骨折を引き起こすよりも胸腔内臓器に伝達されるため，外見上の外傷は軽微でも，胸腔内臓器が損傷を受けている可能性があります[1]。かつ，胸腔内には心臓，肺，大血管などの重要臓器が存在していることもあり，頻度こそ低いものの頭部外傷についで死亡率が高く[2]，迅速な診断と治療が必要です。小児の多発外傷に胸部外傷が合併した場合の死亡率は20倍になるとも言われます[1]。

　小児の解剖学的・生理学的特徴は，上記以外にもいくつか挙げることができます。まず，気道は相対的に細いため，成人と比して少量の出血や分泌物，異物などで容易に気道閉塞や換気不全を起こします。また，組織が弾性に富むため縦隔の動揺性が大きく，緊張性気胸がより低圧で発症し，急速に進行することがあります。さらには，もともと機能的残気量が少なく，体重1kg当たりの酸素消費量が相対的に多いことなどから，肺胞低換気から低酸素血症に陥りやすいとされています[1]。

　また，一般的に小児の骨は弾性があるため骨折をきたしにくいとされているため，小児（特に3歳以下）の肋骨骨折を認めた場合，虐待の可能性を念頭に置いて診療を行う必要があります。

診療

　成人と同様に，標準化された外傷診療の手順[3]を用いて診療を進めます。

　まず，生命維持のための生理機能に基づいたABCDEアプローチ（primary survey）を行います。緊急度・重症度による小児胸部外傷の分類を**表1**[4]に示します。primary surveyでは，胸部外傷に関しては主に気道閉塞，開放性気胸，フレイルチェスト，緊張性気胸，大量血胸，心タンポナーデ，肺挫傷などの致死的損傷を同定し，遅滞なく緊急介入を行うことを主眼とします。参考までに，**図1**[5]に胸部外傷診療におけるフローチャートを示します。加えて，参考文献をもとに，以下にそれぞれの病態と診療のポイントを解説していきます[1, 3~6]。

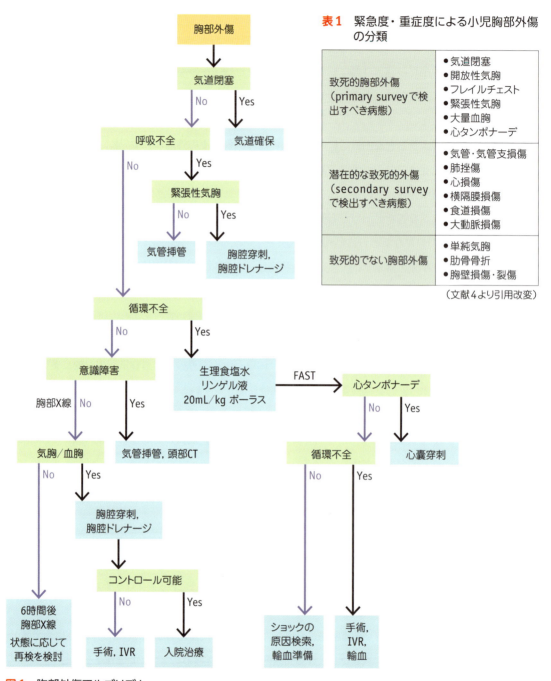

図1 胸部外傷アルゴリズム
IVR：interventional radiology（血管造影）

表1 緊急度・重症度による小児胸部外傷の分類

（文献5より引用改変）

1 気道閉塞

1) 診 断

　肺挫傷や穿通性外傷による気道内出血は，気道を閉塞し進行性に呼吸障害を生じます。相対的に気道内径が小さい小児では，より少量の血液の貯留でも呼吸障害をきたしうるので注意が必要です。

　さらに，持続性の出血があれば，周囲もしくは対側の正常な肺の換気を障害するため，気管チューブから大量の血液が吸引される場合には緊急の対応を要します。聴診で患側の呼吸音減弱を認め，気道内からの出血を認めることで診断されます。

2) 治 療

　健側の片肺換気を行い，患側肺からの血液の流入を阻止して健側肺を保護します。小児に対する片肺換気の方法としては，通常の気管挿管チューブを，気管支鏡などを用いて健側の主気管支まで進める方法と，通常の挿管後に気管支ブロッカーを用いて患側の主気管支を閉塞する方法とが挙げられます。成人で使用されるダブルルーメンの気管チューブは，適正サイズの問題から小児には使用できません。

　気管支ブロッカーを使用する方法としては，気管支ブロッカーセット（Cook Japan（株）），ファイコンTCB気管支ブロッカー小児用（富士システムズ（株））などが，小児サイズの気管挿管チューブでも使用可能となっています。

2 肺挫傷

1) 診 断

　肺挫傷は鈍的外傷に伴う胸部損傷の形態として最も一般的で，小児においては明らかな外表損傷がまったく認められなくても存在する可能性があります。

　病態のメインは，肺実質に対する直接的な機械的損傷に起因する出血，また二次性の浮腫による無気肺です。聴診で受傷部位の呼吸音の減弱や水泡音などが手がかりになり，胸部X線の異常所見から診断に至ります。受傷直後は画像所見に乏しいこともありますが，受傷後6～8時間以内には顕在化するとされています。

2) 治 療

　肺挫傷の本態は換気血流比（$\dot{V}/\dot{Q}$不均衡）による低酸素血症であり，保存的治療で第3病日には安定してくることが多いとされますが，損傷の程度によっては急性呼吸窮迫症候群へ進展し，集中治療を要する可能性もあり，慎重な経過観察と反復する再評価を必要とします。

3 フレイルチェスト

1) 診 断

　フレイルチェストは，2箇所以上の肋骨骨折，肋軟骨骨折が上下連続して複数本存在し，吸気時に陥没し，呼気時に膨張する奇異な胸郭運動を言います。小児は肋骨が柔軟であり，明らかなフレイルチェストが生じるのは稀であるとされています。フレイルチェストは，胸郭の動きの異常自体が問題なのではなく，その直下にある肺挫傷による低酸素血症が問題となります。

　診断は身体所見で行います。すなわち，胸郭の奇異運動を視診で確認し，触診で胸郭の動揺を評価します。

2) 治 療

　フレイルチェストを認め，換気不全や低酸素血症を認める場合，気管挿管下で陽圧換気を行います〔内固定(internal pneumatic stabilization)〕。近年ではNPPV(noninvasive positive pressure ventilation，非侵襲的陽圧換気療法)の有効性が報告されている[7]こともあり，NPPVは気管挿管に代わる治療法として期待されています。

4 開放性気胸

1) 診 断

　開放性気胸とは，胸壁の損傷によって大気と胸腔の交通が生じ，肺が虚脱して低換気と低酸素を生じる病態です。穿通性胸部損傷が原因となるため，鈍的外傷が大多数を占める小児では稀な外傷です。視診で胸壁に開放創を認め，吸気時に創から血液や空気が胸腔内に流入する現象(sucking chest wound)を認めることで診断できます。

2) 治 療

　治療の基本は，胸腔ドレーン留置後に開放創を閉鎖することです。胸腔ドレーンを留置せずに開放創を閉鎖すると，肺損傷を合併する場合には緊張性気胸をまねく恐れがあるので注意が必要です。多くの症例で気管挿管下での陽圧換気を要します。胸腔ドレーンのサイズは，患児の体重によって異なります(表2[1])。

表2　胸腔ドレーンの体重別のサイズ

体重 (kg)	胸腔ドレーン (Fr)
3〜5	10〜12
6〜9	12〜16
10〜11	16〜20
12〜14	20〜22
15〜18	22〜24
19〜22	24〜28
23〜32	28〜32
33〜	32〜40

＊：JATECのテキストにはドレーンサイズ(Fr.)＝気管チューブ内径(mm)×4と記載されている。

(文献1より引用改変)

5 緊張性気胸

1）診断

　ショックを呈する気胸を緊張性気胸と言い，最も緊急度の高い病態のひとつです。特に小児は，生理学的に成人と比して緊張性気胸を呈しやすいと言われ，急速に進行することがあるため迅速かつ適切に対応する必要があります。

　緊張性気胸は，肺もしくは胸壁の損傷が一方向弁となって，空気が胸腔内に閉じ込められて発生します。閉じ込められた空気によって胸腔内圧が上昇し，静脈還流が障害されて循環不全に陥るとともに，患側肺が虚脱する一方で対側肺が縦隔の偏位によって圧排されるため呼吸不全も生じます。

　診断は身体所見から行います。視診では患側の胸郭の膨隆，頸静脈怒張，聴診では患側の呼吸音減弱・消失，触診では皮下気腫，頸部の気管偏位，打診では鼓音が特徴となりますが，頸静脈怒張，患側の呼吸音減弱・消失については小児で所見がとりにくいとされています[3]。これらの呼吸不全の徴候に加えて，循環不全の徴候を認める場合に緊張性気胸と診断します。

　緊張性気胸を呈する患者に対し胸部X線写真を撮影する時間的余裕はないとされますが，近年では気胸に対する肺エコーの有用性が報告されており〔感度90.0%（95% CI 86.5〜93.9%），特異度98.2%（95% CI 97.0〜99.0%）〕[8]，かつベッドサイドで迅速に施行可能であることから，診断の補助に用いることは有用であると考えます。

2）治療

　治療は胸腔ドレナージによる迅速な胸腔内圧の減圧ですが，直ちにドレナージの準備ができない場面や，準備を待つ間に胸腔穿刺・脱気を試みます。手技の詳細は成書に譲りますが，胸腔ドレーンのサイズは開放性気胸と同様に**表2**[1]をご参照下さい。

6 大量血胸

1）診断

　ショックの原因となる血胸を大量血胸として区別します。血管損傷（胸部大動脈，肺動静脈，肋間動脈，内胸動脈，上大静脈，無名静脈，奇静脈），心損傷，肺損傷，横隔膜破裂を伴う腹部臓器損傷などで生じ，出血による循環血液量減少と胸腔内圧上昇による静脈還流減少に起因する循環不全と，胸腔内に貯留した血液による肺の圧迫に起因する呼吸不全を呈します。

　聴診では患側の呼吸音減弱，打診では濁音により，またFAST（focused assessment with sonography for trauma）による患側胸腔内のエコーフリースペースに

より，診断できます。

2）治 療

治療は胸腔ドレナージが第一選択になります。胸腔ドレーン挿入の詳細な手技は成書にゆずりますが，小児における胸腔ドレーンのサイズについては前述の開放性気胸・緊張性気胸の項と同様に**表2**[1]をご参照下さい。

胸腔ドレーン挿入後に緊急で開胸止血術を考慮する基準は，「推定血液量の20〜25％（おおよそ20mL/kg）を胸腔ドレーンで瞬間的に吸引してもまだ血液が残り，2mL/kg/時以上の出血が続くとき」[1]とされています。

7 心タンポナーデ

1）診 断

心タンポナーデとは，心嚢内に貯留した液体または空気により心臓の拡張運動が拘束され，心室への血液還流が妨げられるために循環障害を生じる病態を言います。

身体所見としては，古典的にはBeckの三徴（頸静脈怒張，血圧低下，心音減弱），奇脈（自発呼吸時の収縮期血圧の生理的低下が10mmHgを超える場合）などが特徴ですが，エコーによる心嚢内の液体・凝血塊の貯留所見が診断に有用です。つまり，外傷診療の場面では，循環不全の徴候と，FASTにより診断されます。

2）治 療

治療は速やかに心嚢内の液体の排除を行い，拘束を解除することです。心嚢穿刺，剣状突起下心膜開窓術が挙げられますが，いずれも十分なトレーニングと習熟を必要とします。手技の詳細は成書にゆずり，ここでは成人と異なる手技のポイントを挙げます。

小児の心タンポナーデの際の心嚢腔は成人に比して小さいため，太く長い針は穿刺のコントロールが困難となる可能性があります。穿刺針の長さは穿刺深度に達するものであれば十分です。具体的には，22Gのカニューレ型穿刺針で穿刺したあとに，細径（0.018インチなど）のガイドワイヤーカテーテルを使用してより太い留置針の外筒に入れ替え，pig tail型カテーテルなどの留置型カテーテルキット内にあるガイドワイヤーを用いてカテーテルを留置する方法などもあります[9]。エコーガイド下で針先を慎重に描出しながら穿刺針を進めていくことも，心筋穿刺などの合併症を減らすことにつながる可能性があります。

小児は処置の同意が取れず体動によって安全に処置が行えない場合も少なくなく，適切に鎮静・鎮痛を考慮する必要があります（**34頁，総論5「鎮静・鎮痛」**参照）。鎮静によって気道・呼吸の維持が困難となることが予想される場合は，あらかじめ気管挿管などの気道確保を行っておくことも安全な処置のために必要です。

ピットフォール

　冒頭の2症例には，小児の胸部外傷診療におけるピットフォールが含まれています。

　症例1は，当初は身体所見や胸部単純X線では気胸を疑いませんでしたが，陽圧換気をしたことで急激に気胸が進行し，緊張性気胸を発症してしまいました。冒頭でも述べたように，小児では外表面の外傷が軽微でも，胸腔内臓器の損傷を合併している可能性を常に考慮する必要があります。また，胸部単純X線写真は通常は立位で撮影しますが，外傷診療の場面では仰臥位で撮影するため，少量の気胸は見落としてしまう可能性があります（occult pneumothorax[10]）。その際は前述（113頁，5. 緊張性気胸）の通り，肺エコーによる気胸の同定[11]が診断に有用です。

　症例2は，鎖骨骨折を見逃し，また複数の肋骨骨折から虐待を疑った症例です。鎖骨骨折は小児の骨折の8〜15％と頻度が高い骨折ですが[12]，10歳以下の小児における鎖骨骨折のうち60％が転位のない骨折であるとされ[13]，見逃しやすい骨折と言えます。また，小児（特に3歳以下）の肋骨骨折は虐待に特異度の高い骨折とされています。肋骨骨折の虐待群と非虐待群のオッズ比は9.84と，虐待に特異的な骨折であるとの報告もあります[14]。虐待の詳細は別項（51頁，総論7「虐待への配慮」参照）に譲りますが，小児の外傷は虐待を念頭に置いて対応する必要があります。

本人・家族への説明で特に注意すること

　小児の胸部外傷全体における死亡率は15〜20％と報告されていますが[4]，潜在的な致死的胸部外傷のうち約2/3が医療機関到着時に生存していると言われ[6]，来院後に状態が急激に悪化することも少なくありません。不安を感じている保護者に対して，患児の病状説明を適宜頻回に行うことで不安軽減に努め，不幸な転機をたどることが予想される場合には，少しずつでも現状を受容することができるように段階的に説明をしていく必要があります。

　また，致死的胸部外傷に対する治療介入は侵襲的処置も多いため，病状説明と同時に保護者の同意を得る必要があることは言うまでもありません。処置内容自体は成人に対する手技と大きな違いはありませんので，同意書に成人の書式があればそれを用いることも可能であると考えます。

　虐待が疑われる患児の保護者（加害者）に対する対応は，より慎重に行う必要があります（詳細は51頁，総論7「虐待への配慮」参照）。

文献

1) Herrera P, et al：胸部外傷. トロント小児病院外傷マニュアル. 荒木 尚, 他監訳. メディカル・サイエンス・インターナショナル, 2008, p165-82.

2) Sartorelli KH, et al：The diagnosis and management of children with blunt injury of the chest. Semin Pediatr Surg. 2004；13(2)：98-105.

3) 日本外傷学会外傷初期診療ガイドライン改訂第5版編集委員会, 編：外傷初期診療ガイドライン JATEC. 改訂第5版, へるす出版, 2016, p1-26.

4) 益子邦洋, 他編：実践小児外傷初療学―初期対応と緊急処置. 永井書店, 2008, p165-82.

5) 浮山越史：胸部外傷. フローチャート 小児救急―緊急度に応じた診療の手順. 山田至康, 編. 総合医学社, 2009：125-8.

6) Dietrich, Shaner & Campbell：救急救命スタッフのための小児ITLS. 第2版. ITLS日本支部, 訳・編・監訳. メディカ出版, 2011, p67-84.

7) Rajan T, et al：Noninvasive positive-pressure ventilation. Textbook of Critical Care. 5th ed. Fink M, et al, ed. Elsevier Saunders, 2005, p519-26.

8) Alrajhi K, et al：Test characteristics of ultrasonography for the detection of pneumothorax：a systematic review and meta-analysis. Chest. 2012；141(3)：703-8.

9) 林健一郎, 他：【小児の診療手技】穿刺―心嚢穿刺. 小児診療. 2019；82増刊：191-4.

10) Omar HR, et al：Occult pneumothorax, revisited. J Trauma Manag Outcomes. 2010；4：12.

11) Liu J, et al： ultrasonography to diagnose pneumothorax of the newborn. Am J Emerg Med. 2017；35(9)：1298-302.

12) Flynn JM, et al, ed：Rockwood and Wilkins' Fractures in Children. 8th ed. Wolters Kluwer, 2014, p614-29.

13) Postacchini F, et al：Epidemiology of clavicle fractures. J Shoulder Elbow Surg. 2002；11(5)：452-6.

14) Piteau SJ, et al：Clinical and radiographic characteristics associated with abusive and nonabusive head trauma：a systematic review. Pediatrics. 2012；130(2)：315-23.

もっと 勉強したい人のために

- 日本外傷学会外傷初期診療ガイドライン改訂第5版編集委員会, 編：外傷初期診療ガイドライン JATEC. 改訂第5版. へるす出版, 2016.

  言わずと知れた外傷診療の基礎となる1冊であり, 小児に限らず外傷診療を行う医療者は必読です.

- Dietrich, Shaner & Campbell： 救命救急スタッフのための小児ITLS. 第2版. ITLS日本支部, 訳・編・監訳. メディカ出版, 2011.

  小児外傷の病院前診療に関して詳細に記載されています.

- Herrera P, et al： 胸部外傷. トロント小児病院 外傷マニュアル. 荒木 尚, 他監訳. メディカル・サイエンス・インターナショナル, 2008.

- 益子邦洋, 他： 実践 小児外傷初療学 初期対応と緊急処置. 永井書店, 2008.

  小児の生理学的特徴なども含め, 小児外傷診療に関してより実践的な内容をふまえてまとめられています.

Ⅱ 各論
ちょっと迷う場合はこうする！

6 腹部外傷

髙祖麻美，舩越 拓

ポイント

➡ 受傷機転としては交通事故が最も多いが，転落やスポーツなど軽微な受傷機転であっても，小児は解剖学的に実質の臓器損傷が多い

➡ 病歴が一致しない場合は，虐待も念頭に置く

➡ 多くは保存的加療によって軽快する

症例

症例1 9歳女児。昼間，自転車走行中にバランスを崩してバランスを崩して転倒し，救急外来をすぐに受診した。目撃者はいなかった。最初は腹部を痛がっていたようだが，ER入室時は左肩痛の訴えが強い。バイタルサインに異常はないが，痛みのためコミュニケーションが難しく，身体所見も再現性が乏しかった。次にすべきことは…

症例2 14歳男児。友人とふざけていたところ，誤って階段を踏み外してしまい転落，背中を階段の手すりにぶつけた。脇腹が痛いため整形外科を受診したが骨に異常はないと言われた。その後，腹痛が出現したため救急外来を受診。バイタルサインは安定していたが，身体所見では腹膜刺激徴候が陽性，エコーでは腹水を認め，慌てて上級医を呼んだ。

小児の特徴

　成人に比較して，小児は体重当たりの実質臓器の割合が大きくなっています。肝臓は肋弓より下に張り出した形になっていることが多く，直達外力を受けやすいです。

　また，皮下脂肪や筋肉組織が少なく未熟であることから，外力を受けた際にクッションとしての機能が乏しいです。加えて，肋骨の位置が成人より高く，柔軟な軟骨成分があるため胸壁の可動性があり，臓器への直接圧迫が可能です。そのため，転倒などの軽微な外力でも肋骨骨折を伴わずに実質臓器損傷が起こることが特徴であり，1つの臓器損傷があった場合はそのほかにもあると考えたほうがよいでしょう。

また，成人に比較して小児の血管は細く，血管収縮までの反応が短いため自然に止血されることが多く[1]，状態が安定していれば保存加療が主流となっています。

外傷の疫学的特徴として，小児の腹部外傷の9割以上は鈍的外傷であり[2]，頻度としては肝臓と脾臓が多く，それに腎臓が続きます[3]。

受傷機転としては交通事故によるものが多く，そのほか転落，スポーツ，虐待によるものが挙げられます。

診療

1 問診と診察

成人であれば問診により受傷機転と外傷部位がわかりますが，そもそも内臓痛は部位の特定が難しく，学童であっても症状を正確に訴えることは難しいものです。「なんとなく具合が悪い」だけで，具体的な訴えはまったくないこともあります。日中に自転車で転倒し左肩痛のみで受診した患児が，脾臓損傷であったということもあります。来院時には症状が軽微であり，その場でバイタルサインが安定し帰宅となっても，必ず再診時の目安を伝えることが重要です。

問診時は可能な限り，本人や目撃者から事故の状況について詳細に聞く必要があります。転落の場合，どれくらいの高さから，どのような格好で，どこへ落ちたのかを具体的に聴取します。受傷機転で受傷部位をある程度把握し，予想できるからです。たとえば，自動車事故で認められる"lap belt injury（＝シートベルトサイン）"では小腸穿孔，横隔膜損傷やチャンス骨折（脊椎が過度に屈曲されたことで生じる脊椎骨折）を，自転車のハンドルなどが上腹部へ食い込むことで生じる"ハンドル損傷"では膵・十二指腸損傷を伴うことがあります。

2 バイタルサイン

小児は成人に比較して循環血漿量が少ないです。しかし，心臓の代償機構が働くため，血液の40％が失われて初めて低血圧が出現します。したがって，脈拍や呼吸数もしっかりとモニタリングする必要があります（**表1**）[4]。

3 身体所見

一般的に腹部外傷を示唆する所見としては，異常なバイタルサインや意識変容はもちろんのこと，嘔吐，腹部膨満，腹部圧痛，板状硬，筋性防御，腸蠕動音の消失など

表1 小児における正常脈拍数・呼吸数・収縮期血圧

年齢	脈拍数（回/分）	呼吸数（回/分）	収縮期血圧（mmHg）
0〜1	110〜160	30〜60	70〜90
2〜5	60〜140	25〜40	80〜100
6〜12	60〜120	20〜25	90〜110
13〜18	60〜100	15〜20	100〜120

（文献4より引用）

が挙げられます。腹部全体の板状硬は，血液や消化液などの液体貯溜が腹腔内にあることを示すサインであり，腸蠕動音の消失・低下は消化管損傷を疑います。

また，1箇所の外傷にとらわれず頭部から足の爪先まで全身観察を行いましょう。

4 血液検査・尿検査

検査項目にコンセンサスはありませんが，一般的に腹部外傷が示唆される場合の血液検査としてはALTやASTなどの肝酵素，アミラーゼやリパーゼなどの膵臓由来の酵素，さらに尿検査を考えるとよいでしょう。肝損傷ではAST，ALTが受傷早期から上昇を認めます。

一方で，ヘモグロビン値やヘマトクリットは低下するまでにある程度時間がかかることから，「低下がない＝出血がない」とは言えません。また，アミラーゼは受傷時よりも翌日のほうが高くなるため，注意が必要です。

尿検査では，血尿が尿路系や腎損傷のサインとなります。

5 単純X線検査

遊離ガスの検出などを目的に撮像されることも多いですが，感度・特異度ともに低く，腹部X線を施行する理由は乏しいです。

6 エコー検査

focused assessment with sonography for trauma（FAST）はベッドサイドで簡便に行える検査であり，心膜腔，モリソン窩・右胸腔，脾周囲・左胸腔，ダグラス窩の4箇所を順番にプローブを当てて液体貯留の有無を検索します。

採血検査やCT検査などと違い，侵襲や被曝のデメリットがありません。成人では腹部外傷を検出するためのFASTの感度・特異度はともに95％以上とされていますが，小児外傷において特異度は96％と高いものの感度は52％と高くないため[5]，陰

性でも否定はできない点に注意しましょう[6]。感度が低いのは，成人に比較し血腫が被膜内にとどまりやすく，腹腔内出血とならないことが1つの理由として挙げられています[6]。また，検者の技術によっても左右されることから，全身状態と併せて評価が必要と言えます。そのため，来院時のFASTが陰性であったとしても，症状が続く場合やバイタルサインが安定しない場合は繰り返し検査を行い，出血の有無を確認することが重要です。

バイタルサインが安定しない患児ではFASTが陽性であればそのまま手術室へ移動し，安定したら出血源の精査のためにCT検査を実施する場合が多いです。

7 CT検査

CT検査では，肝臓・脾臓・膵臓・腎臓などの実質臓器損傷の特定，後腹膜臓器の評価，腹腔内出血や骨折の有無など様々な情報を得ることができます。しかし，小児の組織は放射線の感受性が高く放射線による発癌リスクが高まるため，不用意なCT撮影はすべきではありません。CT撮影中や移動中に急変する場合があることから"死のトンネル"と言われることもあり，撮影を行うには患児の状態が安定していることが前提条件であり，CT検査のために試験開腹手術が遅れることがあってはなりません。

一方で，前述のFAST検査が陽性の場合，患児の状態を加味しながら造影CTを行い，出血源の精査を行います。

現在，軽微な外傷に対する不必要なCT検査を避けるために，CT検査が不要である低リスクの患児を抽出するprediction ruleをつくる研究が進んでいます。頭部外傷でおなじみのPECARN（Pediatric Emergency Care Applied Research Network）では[7]，病歴と身体所見の7項目で感度92.5%，陰性適中率98.9%とされています（表2）。そのほか，BATiC（Blunt Abdominal Trauma in Children）[8]では身体所見，血液検査とFASTを用いた方法，Streck[9]らは身体所見，血液検査と胸部X線を組み合わせた方法を提唱しています（表2）[10]。

8 治療

1）IVR

開腹手術に比較して侵襲が少なく，適応症例が広がっています。小児の場合，バスキュラーアクセスが問題となることがありますが，デバイスとエコーガイド下穿刺などの発達により安全に施行できるとする報告も多いです。外傷の際は，外傷外科医と併せてinterventional radiology（IVR）専門医とともに診療にあたる体制を整えることが望ましいでしょう。

表2 小児の腹部外傷におけるCT検査の要否判定項目

研究	Holmes JF, et al, PECARN[6]	Streck CJ, et al[8]	Karam O, et al, BATIC[7]	Holmes JF, et al
研究年度	2013	2012	2009	2002
研究方法	多施設前向き研究	後ろ向きカルテレビュー	前向きコホート研究	前向きコホート研究
項目	①GCS 14点以上 ②シートベルトサインがなく腹壁外傷の所見がない ③腹部圧痛なし ④腹痛の訴えなし ⑤嘔吐なし ⑥胸腔損傷の所見なし ⑦呼吸音の低下なし	①腹部所見の異常 ②AST＞200 ③Hct＜30％ ④腹部X線の異常	①FAST陽性 ②腹痛 ③腹膜炎症状 ④循環動態が不安定 ⑤WBC＞9.5 ⑥LDH＞300 ⑦リパーゼ＞330 ⑧Cr＞0.5	①年齢相当の低血圧 ②腹部圧痛 ③AST＞200 ④ALT＞125 ⑤＞5 RBCs／HPF ⑥Hct＜30％ ⑦大腿骨骨折がない
感度・陰性適中率		感度94％, 陰性適中率99％	7点以下では感度91％, 陰性適中率97％	項目のいずれか感度98％, 陰性適中率96％

GCS：Glasgow coma scale, AST：aspartate aminotransferase, Hct：hematocrit, FAST：focused assessment with sonography for trauma, WBC：white blood cell, LDH：lactate dehydrogenase, Cr：creatinine, ALT：aspartate aminotransferase, RBCs：red blood cells, HPF：high power field

（文献10をもとに作成）

2）手 術

American Pediatric Surgical Association（APSA）によると，患児の状態が安定しているCTグレードⅠ～Ⅳの肝臓・脾臓の単独損傷では非手術的治療（non-operative management；NOM）を推奨しています[11]。大切なことはCTのグレードではなく臨床経過であり，その経過によってNOMを選択するかどうかを判断します。

補液や輸血によって状態が安定しても，定期的にバイタルサインをモニターし，いつでも緊急手術を行える体制を整えておく必要があります。難しい場合は高次医療機関へと転送すべきです。

9 受傷臓器別の診療

1）脾 臓

左肩痛（Kehr's sign），左上腹部痛，左下位肋骨骨折，左胸や腹部挫傷の所見がある場合は積極的に疑います。

非手術的治療により90～98％が完治しており[12]，脾摘による感染症のリスクからも温存が好まれます。やむをえず脾摘を行う場合は，術後の予防接種や予防抗菌薬投与を実施します。

2）腎 臓

腹部を覆う筋肉組織が少ないため，成人より受傷しやすい臓器です。受傷エピソードに比較して重症な場合には，腎の先天的な構造異常の可能性が高いです。

後腹膜臓器であることから，症状が他の臓器に比較して軽微であるため，背部の鈍痛，肋骨脊柱角の斑状出血，血尿の所見があれば疑います。

3）肝 臓

脾臓とともに受傷頻度が高い臓器です。損傷部位は右葉後区域が多いとされます。肝冠状間膜によって固定され可動性が乏しいことから，衝撃を受けやすいためです。

輸血を要する場合が多いものの，およそ85～90％が非手術的治療により完治します[13]。

4）膵 臓

受傷頻度としては高くありませんが，血液・CT検査所見に異常が出現するまでに時間がかかるので発見が遅れやすいです。発見が遅れ，膵液瘻を生じた症例では管理に難渋することもしばしばであり，受傷起点から疑われた場合は慎重な対応を心がけましょう。心窩部の自発痛や診察時の圧痛，心窩部周囲への直達外力が加わった病歴では疑います。

主膵管損傷を伴わないものが最も多く，その場合は非手術的治療によって加療します。

5）腸 管

頻度は低いですが，損傷があった場合は重篤となり，受傷機転としては自動車事故や"ハンドル損傷"が多いです。軽微な病歴に対して十二指腸や空腸に損傷がある場合は虐待を疑います（後述）。

感染症予防のため大腸損傷では手術を要しますが，それ以外では絶食にて保存加療が選択されることもあります。

ピットフォール

虐待をいつ疑うか

身体的虐待の中で，腹部外傷によるものは小児の死因の2位となっています。しかし，受傷部位にあざを伴わず，症状も乏しいと来院も遅れてしまうため，腹膜炎で明らかになることがあります。

特徴として，1～4歳と若年であり，軽微な受傷歴（数段の階段からの転落など）にもかかわらず，十二指腸や空腸に損傷がある場合は虐待の可能性が高いです。米国小児科学会（the American Academy of Pediatrics；AAP）では，虐待を疑う覚え方としてTEN-4〔T：Torso（胴体），E：Ear（耳），N：Neck（首），4：4歳以下，あざがある4カ月未満の子ども〕が提唱されています[14]。

本人・家族への説明で特に注意すること

受診時には症状が軽微で身体所見が乏しくても，内臓損傷が隠れていることがあります。そのため，外来での経過観察となっても，症状の増悪や新規の症状が出現した際には早期に受診して頂くよう説明することが重要です。

保存的加療のケースの場合が多いですが，急変のリスクも説明し，その場合はIVRや緊急手術となる可能性も説明しておきましょう。

文献

1) Sivit CJ：Imaging children with abdominal trauma. AJR Am J Roentgenol. 2009；192(5)：1179-89.

2) Schacherer N, et al：Pediatric blunt abdominal trauma in the emergency department：evidence-based management techniques. Pediatr Emerg Med Pract. 2014；11(10)：1-23；quiz 23-4.

3) Overly FL, et al：'Not just little adults' - a pediatric trauma primer. R I Med J (2013). 2014；97(1)：27-30.

4) Innes JA, et al：Macleod's Clinical Examination. 14th ed. Elsevier, 2018, p297-318.

5) Fox JC, et al：Test characteristics of focused assessment of sonography for trauma for clinically significant abdominal free fluid in pediatric blunt abdominal trauma. Acad Emerg Med. 2011；18(5)：477-82.

6) Acker SN：Abernathy's Surgical Secrets. 7th ed. Harken A, et al, ed. Elsevier, 2017, p171-6.

7) Holmes JF, et al：Identifying children at very low risk of clinically important blunt abdominal injuries. Ann Emerg Med. 2013；62(2)：107-16.

8) Karam O, et al：Blunt abdominal trauma in children：a score to predict the absence of organ injury. J Pediatr. 2009；154(6)：912-7.

9) Streck CJ Jr, et al：Evaluation for intra-abdominal injury in children after blunt torso trauma：can we reduce unnecessary abdominal computed tomography by utilizing a clinical prediction model? J Trauma Acute Care Surg. 2012；73(2)：371-6；discussion 376.

10) Fox S, et al：Pediatric Emergency Medicine, An Issue of Emergency Medicine Clinics of North America. volume 36-2. 2018, p355.

11) Kenefake ME, et al：Nuances in pediatric trauma. Emerg Med Clin North Am. 2013；31(3)：627-52.

12) Arslan S, et al：Management and treatment of splenic trauma in children. Ann Ital Chir. 2015；86(1)：30-4.

13) Sachdeva A, et al：Advances in Pediatrics. 2nd ed. Jaypee Brothers Medical Pub, 2012, p1428.

14) Barnes PM, et al：Abdominal injury due to child abuse. Lancet. 2005；366(9481)：234-5.

参考文献

- Walls R, et al, ed: Rosen's Emergency Medicine: Concepts and Clinical Practice. 9th ed. Elsevier, 2017.
- UP TO DATE: Pediatric blunt abdominal trauma: Initial evaluation and stabilization. [https://www.uptodate.com/contents/pediatric-blunt-abdominal-trauma-initial-evaluation-and-stabilization]
- Christian, Committee on Child Abuse and Neglect. The Evaluation of Suspected Child Physical Abuse. Pediatrics. 2015;135(5):e1337-e1354. Pediatrics. 2015;136(3):583.
- Holmes JF, et al: Identification of children with intra-abdominal injuries after blunt trauma. Ann Emerg Med. 2002;39(5):500-9.

もっと 勉強したい人のために

- Mikrogianakis A, et al: The Kids Are Alright: Pediatric Trauma Pearls. Emerg Med Clin North Am. 2018;36(1):237-57.

  小児と成人の違いをおさえながら小児の外傷の一般的な流れがよくわかるので，お勧めです。

- Selbst MD FAAP FACEP, et al: Chapter 50 Abdominal trauma. Pediatric Emergency Medicine Secrets. Hanley & Belfus, 2000, p423-7.

  Q&A形式になっており，小児の腹部外傷におけるよくある疑問が解決できます。

II 各論 ちょっと迷う場合はこうする！

7 陰部外傷

大西志麻

ポイント

➡ 男女ともに跨状（こじょう）外傷が多く，多くは軽傷であり処置も不要

➡ 男児では精巣破裂や尿道損傷，陰茎海綿体損傷，女児では尿道損傷，膣や直腸へ至るような深い損傷がある場合には各専門診療科へコンサルトする

➡ 性虐待の可能性を常に考慮し，疑わしい場合には早期に虐待対応可能な専門施設・専門家へコンサルトする

症例

症例1 7歳男児。自転車で坂道を下っている最中，誤って縁石にぶつかり転倒した。その際に会陰部をぶつけて受傷した。左陰嚢に長さ5cm程度の浅い裂創と軽度の腫大を認めた。エコー検査では精巣破裂は認めず，血流も良好であった。裂創を十分に洗浄の上縫合処置を行い，外来経過観察とした。

症例2 6歳女児。数日前に会陰部を打撲，来院前日から陰部の瘙痒感と帯下が出現したため受診した。会陰部の打撲についての病歴を本人に確認したが，あいまいであった。視診上外陰部に明らかな外傷はなかったが，膣分泌物を認めたため培養検査を行ったところ，淋菌が検出された。性虐待の可能性を考慮し，性虐待の対応経験のある産婦人科医に身体診察を依頼し，同時に院内の虐待対策チームに報告し，今後の方針を協議した。

小児の特徴

　当院救急外来を受診した外傷患者のうち，陰部外傷患者は0.7%程度であり，診察する頻度はそれほど高くはありません。しかし，知らないと対応に苦慮する外傷のひとつです。

　小児の陰部外傷の原因は，男女ともに跨状外傷が多いことが特徴です。跨状外傷は自転車乗車中や，墜落時（雲梯（うんてい）で遊んでいるときなど）に起こることが多いとされてい

ます[1~3]。受傷形態から，典型的な損傷は片側で，狭い範囲の打撲傷や表層の裂傷であり，損傷部位は陰部の前方部分であることが多いです[3]。このような鈍的外傷による損傷の多くは軽傷です。一方で，鋭的損傷の場合は，膣から腹壁への貫通や精巣損傷を伴う陰嚢損傷，直腸損傷など，重症で広範囲にわたる損傷のことが多く，また性虐待の頻度も高いとされています[4,5]。

　日本の小児ERからの報告では，年齢の中央値は6歳，女児が7割であり，受傷機転は男女ともに跨状外傷が多く，受傷部位は男児では陰茎(54.7%)，女児では陰唇(60.3%)の損傷が多かったと報告しています[2]。対象患者179名のうち，救急外来で縫合処置を要したのは41人，緊急手術を要したのは6人，入院を要したのは12人でした。また，32人が専門診療科(小児外科，泌尿器科，産婦人科，整形外科)へのコンサルトを要していました。この報告からも，多くは軽傷であるものの，緊急手術や入院を要する例もあることがわかります。

診療

1 男児

1) 精巣の位置を確認

　まず，視診・触診で精巣が正常な位置にあるかを確認します。腫脹や疼痛でわからない場合には，エコーで精巣を探します。

2) 精巣の評価

　次に，精巣の評価を行います。視診・触診に加えて，血流の評価や，精巣捻転・精巣破裂の有無についてエコーやCTを用いて評価を行います。エコーが一番簡便で非侵襲的であり有用です。しかし，疼痛のために評価が困難であったり，近接する凝血塊を精巣破裂と判断してしまったりすることもあるため，このような場合はCTが必要となります。精巣破裂では，陰嚢部の強い疼痛と急速な腫大を認め，嘔吐や血圧低下などの副交感神経症状をきたすことがあります。陰嚢外面に裂創がなくても精巣破裂を起こしていたり，陰嚢外傷により精巣捻転が発症したりすることも知られています。精巣の損傷が疑われる場合にはエコーなどの画像検査も行い，損傷があった場合には泌尿器科へコンサルトしましょう。

3) 尿道・陰茎の評価

　続いて，尿道・陰茎の評価を行います。

　尿道損傷は，受傷機転や外尿道口からの出血，強い肉眼的血尿，排尿困難などから

その存在を推測します。損傷部位の診断には逆行性尿道造影が必要であり，また，損傷の程度によっては膀胱瘻造設が必要となるため，泌尿器科へコンサルトしましょう。

陰茎では，海綿体損傷の有無を評価します。海綿体白膜や海綿体が断裂し陰茎折症をきたしている場合には手術が必要となるため，早期に泌尿器科へコンサルトしましょう。

これまでに挙げたような損傷がなく，打撲や擦過傷，浅い陰嚢裂創などの場合には，他の部位と同様に洗浄や創処置を行います。

2 女児

女児では背臥位蛙足肢位(frog leg position)での診察が有用です(図1)。両親など大人の膝の上で，両足を十分に外転させます。そして，両側の大陰唇を外側に開くように押しやると，内部の外性器が観察しやすくなります。この体位で，尿道口，小陰唇，処女膜，腟口，舟状窩などを視診で診察することが可能です。

肛門周囲の診察を行う場合には，男児も同様ですが，腹臥位胸膝法が有用です。ただし，この体勢で肛門性交をさせられた子どもにとっては不快な体位であるため，性虐待が疑われる場合には側臥位での診察のほうがよいと考えます。

外陰部の浅い裂創は，活動性出血がなければ十分に洗浄し，ワセリンを塗布します。外陰部血腫は，安静と冷却で経過観察としますが，血腫が大きく尿道を圧排する可能性がある場合には，尿道カテーテル留置を検討します。

一方，尿道損傷を疑うような尿道口からの出血，排尿障害，肛門からの出血，腟やダグラス窩，直腸などまで至るような深い裂創がある場合には，産婦人科や泌尿器科，小児外科へコンサルトしましょう。

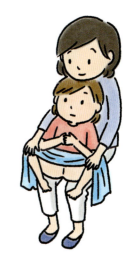

図1 背臥位蛙足肢位(frog leg position)

ピットフォール

陰部外傷の原因に性虐待の可能性があることを常に念頭に置く必要があります。特に女児では，処女膜や直腸の損傷は，何かが刺さった，など鋭的な受傷でなければ起こりません。説明される受傷機転が診察所見と合わない場合には，性虐待の可能性を強く疑い，性虐待を専門とする小児科医や産婦人科医へコンサルトしましょう。

一方で，性虐待を受けたあとでも身体所見はすべて正常ということもあります。身体所見がないからと言って，虐待が否定できるわけではないということに留意しておくことも必要です。

本人・家族への説明で特に注意すること

陰部診察においては，通常診察時よりもさらに，子どもを安心させ，プライバシーの保護を行い，診察の協力を得ることが必要です。

性虐待が疑われる場合

性虐待が疑われる場合，近親者に加害者がいる可能性が十分あります。問診の時点から，本人と家族をわけて個別に話を聞くようにします。

また，本人が虐待を受けていると気づいていなかったり，加害者から話をしないよう脅迫されていたりすることもあり，性的接触について本人から話が出ないことが多々あります。一方で，医療者側から性的接触の有無について聞かれることにより，「話してはまずい」と認識し，まったく話をしなくなる可能性もあります。

性虐待の問診・診察は，ともに専門的知識・技術が必要です。性虐待を疑った場合には，早期に適切な専門施設・専門医にコンサルトする必要があります。

文献

1) Waltzman ML, et al：Monkeybar injuries：complications of play. Pediatrics. 1999；103(5)：e58.

2) Takei H, et al：The Management of Pediatric Genital Injuries at a Pediatric Emergency Department in Japan. Pediatr Emerg Care. 2018. doi：10.1097/PEC.0000000000001489. [Epub ahead of print]

3) Dowd MD, et al：The interpretation of urogenital findings in children with straddle injuries. J Pediatr Surg. 1994；29(1)：7-10.

4) Jones JG, et al：Genital and anal injuries requiring surgical repair in females less than 21 years of age. J Pediatr Adolesc Gynecol. 2008；21(4)：207-11.

5) Pokorny SF, et al：Acute genital injury in the prepubertal girl. Am J Obstet Gynecol. 1992；166(5)：1461-6.

参考文献

- Scheidler MG, et al：Mechanisms of blunt perineal injury in female pediatric patients. J Pediatr Surg. 2000；35(9)：1317-9.

- マーティン・A・フィンケル，他編：子どもの性虐待に関する医学的評価─プラクティカルガイド. 原著第3版. 柳川敏彦, 他監訳. 診断と治療社, 2013, p25-112, p125-42.

- 野田 透：【整形外科・泌尿器科の専門科医に聞きたいこと　救急での判断と適切な対応】泌尿器科編 緊急性の判断と適切な対応　陰部外傷. レジデントノート. 2009；11(9)：1323-6.

- 堂本佳典：【実践で使えるERのマイナー 診察法の基本とcommon&critical diseaseの診かた】その他 陰部外傷 こんなときどうしますか？ERマガジン. 2014；11(3)：553-9.

もっと勉強したい人のために

- キャロル・ジェニー, 編／一般社団法人 日本子ども虐待医学会：子どもの虐待とネグレクト 診断・治療とそのエビデンス. 溝口史剛, 他, 監訳. 金剛出版, 2018.

  性虐待だけでなく，子どもの虐待全般の本です。診察方法や所見について絵入りでわかりやすく書かれており，予防についても触れられています。小児虐待をもっと勉強したい方には一読をお勧めします。

II 各論 ちょっと迷う場合はこうする！

8 上肢外傷

松井　鋭

ポイント

➡ 局所所見にとらわれず，まずは全身状態の評価から行う（詳細は8頁，総論2「小児のJATECと実臨床との架け橋」参照）

➡ 患肢の循環や運動，感覚などを詳細に診察する

➡ 骨折を認めた場合，徒手整復の適応なら誰が行うか，手術適応であれば待機的か緊急かなど，病院ごとに時間帯や設備，マンパワーの問題で異なる場合もあるので，あらかじめ整形外科と取り決めをしておくことが望ましい

症例

症例1 7歳男児。休日の午後，公園の雲梯で遊んでいて2mほどの高さから落下し，右上肢を下にして地面に着地した。右肘周囲に疼痛と腫脹があり救急外来を受診した。全身状態は良好で，右上肢の循環障害や神経障害も認めなかったが，単純X線写真で上腕骨に骨折線を認めた。すぐに整形外科を呼ぶべきか…

症例2 2歳女児。歩行中に転びそうになり，横にいた母親がとっさに児の左上肢を引っ張った。以降，左上肢をだらんと垂らして動かさないため救急外来を受診した。疼痛部位ははっきりしなかったが，肘内障を疑い整復手技を行うもクリック感なく，上肢も動かさないままである。次にすべきことは…

小児の特徴

　患児の年齢によっては疼痛部位などの訴えがわかりにくいことがあるので，繰り返し診察を行い，痛みの再現性の有無から受傷部位を判断しましょう。

　骨折を疑った場合は単純X線検査を行いますが，小児の骨は弾性に富むため，隆起骨折や若木骨折，変形のみの骨折などの不完全骨折をきたすことがあります（**図1**）[1]。このような場合は，患側の画像だけではわかりにくいことも多く，骨格の先天異常や

成長過程での骨化の程度，骨端線の形状を比較するためにも，単純X線検査を行う場合は必ず健側も撮影し比較することが重要です。

さらに，成長板が損傷すると成長障害を残す可能性があるため，Salter-Harrisの分類(図2)[1]を用いて評価し，治療方法を決定する必要があります。

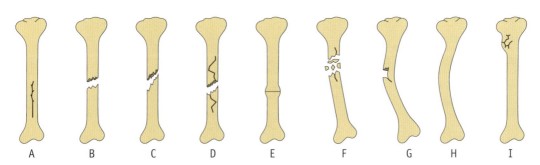

図1　骨折パターン

A. 縦骨折：骨折線が骨軸に平行な骨折。B. 横骨折：骨折線が骨軸に垂直な骨折。C. 斜骨折：骨折線が骨軸に斜めの骨折。D. らせん骨折：骨折線が骨軸に対して曲線に走行する骨折。E. 嵌合骨折：骨折線で圧縮されている骨折。F. 粉砕骨折：3つ以上の骨片に断片化した骨折。G. 若木骨折：凸面は骨折線があるが凹面は骨折線を認めない骨折。H. 弯曲骨折：骨の可塑性変化。I. 隆起骨折：骨折部に膨隆変化がみられる。

（文献1より引用）

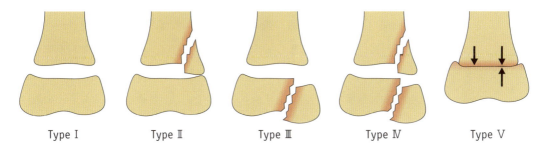

図2　Salter-Harrisの分類

TypeⅠ：成長板を通る完全な離開。TypeⅡ：成長板の一部から骨幹端を通る骨折。TypeⅢ：成長板の一部から骨端を通り関節内に至る骨折。TypeⅣ：骨幹端，成長板，骨端を通る骨折。TypeⅤ：成長板の圧縮性の障害。

（文献1より引用）

診療

触診する際は，優しく声をかけながら，まず痛みとは関係のない部位や健側から触りはじめ，緊張が解けた段階で患側の診察を痛くない場所から行いましょう。腫脹が軽微で見落としやすい骨折もあるため，熱感，腫脹，橈骨動脈や尺骨動脈の拍動の有無を健側と比較しましょう。運動麻痺と感覚麻痺の評価を行う際は，橈骨神経，尺骨神経，正中神経それぞれの神経支配領域を意識しましょう（表1）[2,3]。

表1 神経領域とチェック法

	橈骨神経	正中神経	尺骨神経
運動神経領域	●手関節背屈 ●手指MP関節伸展	●手指PIP関節の屈曲 ●母指, 示指, 中指のDIP関節の屈曲 ●母指対立運動	●手関節尺屈 ●中指, 環指, 小指のDIP関節の屈曲 ●環指, 小指のMP関節の屈曲 ●環指, 小指のPIP関節の伸展 ●手指の内転・外転
運動神経簡単チェック法	●すべての指のMP関節の自動伸展 ●パーをつくる	●母指と示指とで丸をつくる ●グーをつくる	●環指, 小指のPIP関節の自動伸展 ●チョキをつくる
知覚神経領域	●母指−示指間部→固有知覚領域 ●手背橈側	●示指, 中指末節部全体→固有知覚領域 ●手掌母指側半分	●小指全体→固有知覚領域 ●環指尺側1/2と手掌, 手背の尺側
知覚神経簡単チェック法	●母指, 示指間部の痺れ	●示指, 中指端の痺れ	●小指の痺れ
備考	●前腕レベルでの橈骨神経深枝の障害では, 知覚神経障害は伴わず手関節背屈は可能だが, 手指MP関節伸展不能	●前腕レベルでの正中神経の分枝麻痺では, 知覚障害は伴わないが, 示指, 中指DIP関節屈曲不能 ●母指IP関節屈曲不能	

（文献2, 3をもとに作成）

　強い疼痛, 腫脹, 知覚障害, 強い圧痛などがあれば, コンパートメント症候群を疑い整形外科にコンサルトしましょう。処置が遅れれば, 筋肉壊死や神経麻痺が起こります。開放骨折や循環障害, 神経・血管損傷を認めた場合は原則手術療法が必要になるので早急に整形外科へのコンサルトが必要ですが, 骨折部位ごとに若干の違いがあります。以下, 特に小児で注意が必要な上肢の外傷について述べます。

1 上腕骨骨幹部骨折[3]

　乳児期では, 兄弟姉妹や親に踏まれたり, ベッドから転落したりして受傷した場合は横骨折が多く, 腕を持って持ち上げるなどした際に発生した場合はらせん骨折が起こります。幼児期では, 交通外傷, 転倒などでの直達外力では横骨折や若木骨折, 高所からの転落などによる長軸方向の介達外力では, 斜骨折や開放骨折となる頻度が増加します。学童期や思春期では, スポーツによる頻度が増加し, 投球動作など介達外力のうち, 捻りによる骨折ではらせん骨折となります。

　外固定を行う際は, 上腕骨遠位骨幹部骨折の場合は肩峰下からの通常のシーネ固定でよいですが, 近位1/3の骨折の場合は肩峰を越えて肩鎖関節を覆う長さのシーネ固定が有用です。シーネは安定性のため上腕周径の1/2の幅は必要ですが, 必ずしも手関節を越える必要はありません。安定した若木骨折ではストッキネットを用いたヴェ

ルポー包帯固定を用いてもよいです（図3）。

若木骨折でも30°以上の変形がある場合や，骨折部が突出し皮膚損傷の危険がある場合は徒手整復が必要です。さらに，開放骨折や神経・血管損傷が強く疑われる場合に手術適応となります。

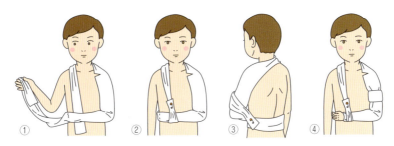

図3　Stockinette-Velpeauによる固定法

2 上腕骨顆上骨折

単純X線写真で明らかな転位を認める場合は，表2[4]に従って分類しましょう。骨折線や転位が明らかでない場合は，anterior humeral cortical line[5]やfat pad sign[6]などを意識しながら画像を確認しましょう。anterior humeral cortical lineは肘関節側面像での上腕骨前面のラインで，その延長線は正常では上腕骨小頭の骨化中心の真ん中を走りますが，骨折を認める場合は骨折部より遠位側骨片が後方へ偏位することで上腕骨小頭の骨化中心の前1/3より腹側を走ります。fat pad signには，anterior fat pad signとposterior fat pad signがあります。前者は正常でも描出されますが，関節内血腫がある場合は上方へ転位します。後者は正常

表2　小児上腕骨顆上骨折の分類

Holmberg分類	
Ⅰ	転位なし
Ⅱ	回旋転位がない軽い側方転位
Ⅲ	回旋転位を含む若干の転位
Ⅳ	骨片間に接触のない完全転位
Gartland-Wilkins分類	
Ⅰ	転位なし
Ⅱ	転位あり（後方の骨皮質の損傷なし）
Ⅲ	転位あり（骨皮質の連続性なし）
ⅢA	後内側への転位
ⅢB	後外側への転位
Smith-阿部分類	
Ⅰ	転位なし
Ⅱ	矢状面における屈曲転位が主体のもの
Ⅲ	中等度の転位で骨片間に接触があるもの
Ⅳ	転位が著明で骨片間に接触がみられないもの

（文献4より一部改変して引用）

では上腕骨内外顆の陰影に隠れて描出されませんが，関節内血腫がある場合は上方へ転位し描出されます。上腕骨顆上骨折のほかにも，後述する上腕骨外顆骨折や肘頭骨折がのちに判明することもあります。

治療に関しては，循環障害や神経障害をきたしやすく，変形や機能障害も残しやすい骨折のため注意が必要です。転位の程度が，Holmberg分類でⅢ，Ⅳ，Gartland-Wilkins分類でⅡ，Ⅲ，Smith-阿部分類でⅡ，Ⅲ，Ⅳであれば，徒手整復と経皮的ピンニング法[4]，開放骨折や神経血管損傷が強く疑われる場合，内反変形がある場合は，手術適応[7]が考慮されますので整形外科にコンサルトしましょう。

3 上腕骨外顆骨折

肘関節の外側に限局した圧痛や腫脹を認めますが，顆上骨折に比べて腫脹の程度や外見的変形は少なかったり，肘の自動運動も可能であったりすることもあり，打撲傷と間違われやすいので注意しましょう[8]。

単純X線検査では，上腕骨遠位の骨幹端外側に線状の骨折線があれば診断できますが，正面や側面の単純X線写真でもわかりにくい場合は，斜位の撮影も追加しましょう[8]。脱臼，橈骨頭骨折，肘頭骨折を合併しやすいため，注意が必要です[9]。

治療は，骨癒合しにくく，偽関節となったり，変形癒合して可動域制限を残したりする可能性があり，最初から手術療法を検討する必要がある[8]ので，必ず整形外科にコンサルトしましょう。保存療法となり外固定を行う際は，整形外科立ち会いのもと手部までの固定を行いましょう。

4 肘内障[10]

典型的には急に手を牽引されて発症しますが，転倒して手をついた，上肢を捻った，などといった受傷機転でも起こることがあります。疼痛や圧痛は様々な部分を訴えることが多くあまり参考にならず，骨折との鑑別に迷うこともあります。鎖骨骨折は見逃されやすいので，鎖骨まで含めて診察を行いましょう。典型例では，明らかな腫脹はなく動かさなければ痛がらず，患肢を下垂し前腕は軽度回内位を呈しているのが特徴的です。

画像検査に関しては，現在のところ，単純X線写真において橈骨と尺骨の関係が変化するとの報告や，超音波検査での回外筋の偏位や関節裂隙の開大が診断に有用との報告もありますが，一般的に広く使用されるには至っていません。

手を牽引されたような典型的な受傷機転で，腫脹もなく患肢を下垂し前腕を回内している場合は，画像検査を行わずに整復手技を行いましょう。一方で，受傷機転が非

典型であれば鎖骨を含めて単純X線検査を行い，骨折線やfad pad signの有無を評価したのちに，異常がなければ整復手技を行いましょう。

整復時は，まず保護者に児を坐位で前抱きしてもらい，体幹を固定させましょう。以下，主な整復方法を示します（図4）。

①**回外屈曲法**：術者の片手は患肢の肘関節後面に添えて，もう一方の手で患肢の手関節部を持ち，前腕部を回外させます。ついで，肘関節を十分に最大屈曲位まで屈曲させましょう。慣れてくれば前腕の回外と肘関節の屈曲を同時にしてもかまいません。

②**過回内法**：術者の片手は患肢の肘関節後面に添えて，もう一方の手で患肢の手関節部を持ち，肘関節を60～90°程度屈曲させます。その状態で，軽度回内している患肢の前腕部をさらに回内させましょう。肘関節をさらに屈曲させる必要はありません。

いずれの方法でも，整復が成功すると，肘関節後面に添えた手にクリック感を触知することが多いです。過回内法は整復時に肘関節への過度な屈曲動作を必要としないため，骨折が疑われる症例でも行いやすいです。また，回外屈曲法と過回内法を比較した研究に対するシステマティックレビューによるメタアナリシスでは，低いエビデンスですが過回内法のほうが成功率が高いと結論づけています[11]。肘内障と考え整復したもののその後も上肢を動かさない場合は，いったん待合室などで経過をみましょう。単純X線検査を行っていない場合は，前述した非典型な受傷機転の症例と同様に撮影・読影を行いましょう。

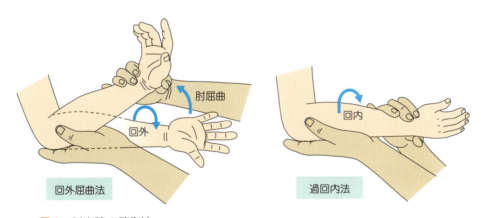

図4 肘内障の整復法

5 Monteggia骨折（橈骨頭脱臼を伴う尺骨骨折）

肘関節の腫脹・変形を認め，疼痛のため肘関節の自動運動能は障害されます。尺骨骨折は程度によって前腕の外表所見が異なるため，所見がわかりにくい場合もあり注意が必要です。

単純X線写真で尺骨骨折を認めた場合は橈骨頭脱臼がないか，橈骨頭脱臼を認めた場合は尺骨骨折がないか，注意深く調べる必要があります[12]。

治療は，徒手整復と外固定による保存療法を行いますが，徒手整復が困難な症例や，神経・血管損傷を認める例，開放骨折の症例は手術療法が必要になります。いずれにしても，整形外科にコンサルトを行いましょう。

6 橈骨遠位端骨折

転位が少ない場合は外表上はわかりにくい場合があります。疑わしい場合は単純X線検査を行い，隆起骨折や若木骨折などの不完全骨折にも注意して読影しましょう。画像上骨折が疑われれば，再度身体所見で同部位の圧痛の有無を評価しましょう。骨端線損傷ではSalter-Harris分類のII型が多くみられます。

ピットフォール

外固定は良肢位が基本ですが，痛がる場合は無理に良肢位にせずに固定しましょう。

すべての年齢において，虐待やいじめによる受傷を考慮する必要があります（詳細は51頁，総論7「虐待への配慮」参照）。

コンパートメント症候群の症状としては5P（Pain：疼痛，Pulseless：拍動消失，Paralysis：運動麻痺，Paresthesia：感覚麻痺，Pallor：蒼白）が有名ですが，拍動消失や蒼白が現れる頃には手遅れになっている場合が多いので，5Pのうち1つでも認めれば内圧測定や筋膜切開が必要になる可能性を考慮し早急に整形外科にコンサルトしましょう。特に上腕骨顆上骨折では，Volkmann拘縮を起こす可能性があるので注意が必要です。

本人・家族への説明で特に注意すること

詳細な身体診察や画像検査を行っても，疼痛以外明らかな異常は指摘できず，しかし痛みは持続し本人，保護者ともに不安が拭えない症例を時に経験します。そのような場合は打撲傷や捻挫といった暫定診断にはなりますが，骨折は常に否定できないため，後日骨折が判明する可能性があることは十分説明し，疼痛緩和のためにもできるだけシーネ固定しておくことが望ましいでしょう。

外因性疾患を救急外来で対応した医療者は，治療だけでなく今後の発症を予防する対策も行う必要があります（詳細は56頁，総論8「事故予防」参照）。

136

文献

1) Baldwin KD, et al：Chapter 703 Common Fractures. Nelson Textbook of Pediatrics. 21st ed. Elsevier, 2019, p3662-70.

2) Rachel W, et al：Chapter 119 Musculoskeletal Trauma. Textbook of Pediatric Emergency Medicine. 7th ed. Wolters Kluwer, 2015, p1195-237.

3) 上新淑文：上腕骨骨幹部骨折. OS NOW Instruction no.1 小児の骨折・外傷 手技のコツ＆トラブルシューティング. 岩本幸英, 編. メジカルビュー社, 2007, p11-22.

4) 日下部虎夫：上腕骨顆上骨折に対する徒手整復・経皮的ピンニング法. OS NOW Instruction no.1 小児の骨折・外傷 手技のコツ＆トラブルシューティング. 岩本幸英, 編. メジカルビュー社, 2007, p23-33.

5) 古川理恵子：小児領域における骨傷の画像診断. J Jpn Soc Pediatr Radiol. 2017；33(2)：51-59.

6) 志賀　隆：それで大丈夫？ERに潜む落とし穴. 整形外科：肘内障. 2011.
[https://www.igaku-shoin.co.jp/paperDetail.do?id=PA02936_06]

7) 上新淑文：上腕骨顆上骨折 ①手術療法 整形外科. Knack & Pitfalls 小児整形外科の要点と盲点. 藤井敏男, 編. 文光堂, 2009, p40-1.

8) 上新淑文：上腕骨外顆骨折 ①診断・治療方針・保存療法 整形外科. Knack & Pitfalls 小児整形外科の要点と盲点. 藤井敏男, 編. 文光堂, 2009, p51-3.

9) 金　郁喆：上腕骨外顆骨折. OS NOW Instruction no.1 小児の骨折・外傷 手技のコツ＆トラブルシューティング. 岩本幸英, 編. メジカルビュー社, 2007, p34-41.

10) 横井広道：肘内障. OS NOW Instruction no.1 小児の骨折・外傷 手技のコツ＆トラブルシューティング. 岩本幸英, 編. メジカルビュー社, 2007, p83-91.

11) Krul M, et al：Manipulative interventions for reducing pulled elbow in young children. Cochrane Database Syst Rev. 2017；7：CD007759.

12) 日下部虎夫：Monteggia骨折 ①診断・治療方針・保存療法 整形外科. Knack & Pitfalls 小児整形外科の要点と盲点. 藤井敏男, 編. 文光堂, 2009, p56-9.

もっと 勉強したい人のために

● Brent RK：Section14 Orthopedic procedures. Textbook of pediatric emergency procedures. 2nd ed. LWW, 2008, p919-1004.

骨折の固定方法や, 骨折以外の外傷に対する処置などもイラストを交えて詳細に記載されています。

● Thompson RW, et al：Injuries of the upper extremities. Textbook of Pediatric Emergency Medicine. 7th ed. Wolters Kluwer, 2015, p1203-20.

小児救急のバイブルです。骨折の評価の仕方だけでなく, 基礎疾患の鑑別, 虐待を疑う所見など小児救急に携わる者として必要な知識が記載されています。

II 各論 ちょっと迷う場合はこうする！

9 下肢外傷

中林洋介

ポイント

➡ 受傷機転や年齢によって想定する傷病が異なるので，状況を正確に確認する

➡ 開放骨折は緊急手術の適応なので，速やかに整形外科にコンサルトする

➡ 跛行として受診した場合，股関節炎からToddler's fracture，加えて腹部・性器の内因性疾患まで幅広く鑑別を挙げて下肢全体を評価する

➡ 学童後期から思春期にかけては，使いすぎ症候群（オーバーユース）の頻度が増加する

症例

症例1 8歳女児。時速50kmで走行中の軽自動車の助手席に乗っていたところ，ハンドル操作を誤って向かってきたダンプカーを避けようとして道路脇の電柱に衝突したことにより，受傷した。救命救急センター搬入時には，会話は可能で軽度の腹痛を訴えていた。また，ダッシュボード損傷（ダッシュボードに下肢をぶつけたことで生じる外傷）と思われる右大腿の著明な変形・腫脹が認められ，現場で副子固定されるとともにガーゼにより圧迫されてきた。

症例2 2歳男児。昨日から足を引きずって歩くとの訴えがあり，自宅で様子をみていたが，症状が良くならなかったため救急外来を受診した。転んだりぶつけたりといった外傷を示唆する様子はないとのこと。

小児の特徴

　小児では運動器疾患においても好発年齢があります。主訴，年齢と受傷部位の組み合わせによって，ある程度疾患が絞り込める可能性があります。小児の運動器疾患では下肢に関するものが多く，**表1**[1]を参考にして鑑別を進めます。

　小児の骨は成長のために骨端軟骨（成長板）を有しています。そこが骨折を起こしたり，炎症を起こしたりすることがあり，骨端症と呼ばれています。

表1 主訴と年齢からみた跛行を示す傷病の鑑別

主 訴	部 位	疾 病	好発年齢	参考所見
疼 痛	股関節・大腿	化膿性股関節炎	乳幼児	感染徴候
		単純性股関節炎	幼児〜学童	先行する感冒症状
		ペルテス病	4〜9歳	Drehmann徴候（**図1**）
		筋・腱付着部の損傷	小学校高学年〜	動作に起因する
		大腿骨頭すべり症	思春期	Drehmann徴候
		特発性軟骨融解症	思春期	外転拘縮
		関節唇損傷	—	スポーツ活動
	膝関節・下腿	単純性股関節炎	幼児〜学童	先行する感冒症状
		ペルテス病	4〜9歳	Drehmann徴候
		有痛性分裂膝蓋骨	10歳前後	膝蓋骨外側の圧痛
		ジャンパー膝	小学校高学年〜	膝蓋骨の四頭筋付着部
		Osgood–Schlatter病	12〜13歳	脛骨粗面の圧痛
		シンスプリント	15歳〜	脛骨内側遠位1/3の痛み
		大腿骨頭すべり症	思春期	Drehmann徴候
		半月板損傷	—	外傷の既往
		離断性骨軟骨炎	—	スポーツ活動
	足関節・足部	足根骨癒合症	先天性（症状は7歳〜）	距踵骨・踵舟状骨に多い
		Köhler病	5〜9歳（男児）	舟状骨周囲の圧痛
		Sever病	小学校〜中学校	荷重時に踵骨の痛み
		Freiberg病	10〜18歳（女児）	運動時に中足骨頭の痛み
		有痛性外脛骨	—	—
	共通	疲労骨折	15〜19歳	脛骨骨幹部に多い
		若年性特発性関節炎	16歳未満	朝に強い痛み
		類骨骨腫	10歳代	夜間痛
		悪性腫瘍性疾患（骨軟骨腫瘍，血液腫瘍）	—	全身症状
		成長痛	3〜12歳	夜間痛
		その他（線維筋痛症，複合性局所疼痛症候群，心因性反応，ウイルス感染症，IgA血管炎，虫垂炎，精巣捻転など）	—	—
関節可動域制限	股関節	発育性股関節臼蓋形成不全	—	—
		大腿骨頭すべり症	思春期	Drehmann徴候
	膝関節	半月板損傷	—	外傷の既往
	足関節	先天性内反足（再発）	—	—
	共 通	脳性麻痺，神経筋疾患，二分脊椎・脊髄係留症候群	—	—
筋力低下	—	神経筋疾患	—	—

※ 必ずしも疼痛を訴えるとは限らない。
※ 原因部位と主訴が一致しない場合がある。

（文献1より引用改変）

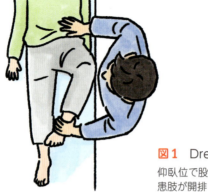

図1 Drehmann徴候
仰臥位で股関節を屈曲していくと
患肢が開排（外転・外旋）していく

　骨端軟骨の骨折は後に成長障害を残す可能性があり，Salter-Harris分類を用いた評価を行います（131頁，各論8「上肢外傷」図2参照）。また骨端症はスポーツ活動によるオーバーユースとも関係し，成人とは異なる理解が必要です。

　骨折を疑った際は上肢の場合と同様で，患側と健側の両方をX線撮影することが基本です。また，軽微な外傷により受傷直後にX線上骨折線が出現しない「Toddler's fracture」では，1週間程度の間隔をあけて再撮影すると骨折線が明らかになることで診断できる場合があります。

診療

1 高エネルギー外傷

　高エネルギー外傷において，他の部位に合併した外傷によって気道・呼吸・循環に障害があると判断された場合には，外傷初期診療ガイドライン日本版（Japan Advanced Trauma Evaluation and Care；JATEC）で紹介された全身評価と初期治療が優先されます。ただ，四肢の外傷，特に両側大腿骨骨折のように長幹骨骨折が複数あるときには，それだけで出血性ショックの原因となりえます。これを見落とさないために，「一次評価（primary survey）」のうち外表所見として確認しておくことが必要です。

1）開放骨折

　開放骨折を生じて汚染された部位で細菌が骨髄に到達すると，骨髄炎を起こし，その後の骨の成長に大きな影響を及ぼす可能性があります。そのため，開放骨折が指摘された場合には，感染率減少のために受傷後6時間以内に緊急手術として徹底した洗

浄・デブリドマンにより汚染を除去します。

重症度はGustilo分類を用いて評価します（**表2**）。汚染が強いと，感染リスクのために手術による一期的整復はできないので，副子固定や創外固定で代用して感染が制御されるのを待ち，観血的整復固定術に進めます。

表2 Gustilo分類

Type Ⅰ	創部が1cm未満で，汚染は少ない
Type Ⅱ	創部が1cm以上あり，汚染が確認される
Type Ⅲ	不安定骨折，汚染は高度
Type ⅢA	骨折部の被覆可能
Type ⅢB	骨折部の被覆は不可能
Type ⅢC	創部に動脈再建を要する

骨折部位の近くに創傷があり，X線を撮像したとき骨折部の周囲に空気が指摘される場合などでは，開放骨折を疑って整形外科にコンサルトすることが必要です。

2) 出血を伴う外傷

出血を伴う場合には，それが動脈性か静脈性かを判断します。処置・対応の原則は圧迫止血です。出血が続くと消費性凝固障害などの二次損傷を引き起こします。たいていの出血は縫合せずとも適切な圧迫で制御できるので，まずは止血を試みます。

整復，副子固定は疼痛緩和，出血コントロールや二次損傷の防止にも有用なので，可能な限り早期の実施を心がけます。

また，神経障害の有無を評価する場合には運動と知覚にわけて行います。特に前者は筋・腱損傷でも生じることから，それを意識して診察を行うことが重要です。

そのほか，大腿骨骨折のような長幹骨骨折では，骨髄中の脂肪が血中に流入して生じる脂肪塞栓症候群のリスクがあります。原因不明の呼吸不全，意識障害や前胸部皮膚・眼瞼結膜の点状出血をみたときには脂肪塞栓症候群を鑑別に挙げることが必要です。

3) 低エネルギー外傷，跛行

低エネルギー外傷や跛行などを主訴に受診した場合には，上記の通り全身観察を行うことと併せて，主訴に沿った診察を組み合わせて行うことが大切です。廊下を歩いてもらうなど，年齢に応じた指示を与えてその様子を観察します。

2 骨盤と下肢の損傷

1) 股関節骨折・股関節脱臼

いずれも高エネルギー外傷の結果として生じることが多いので，他の部位の損傷と併せて評価を行います。後方脱臼が多く，サッカーや交通事故などで生じることがあり，20％で坐骨神経損傷を合併します。

骨折・脱臼の合併症として生じる無血管性壊死は機能予後を悪化させます。これを回避するため，6時間以内に整復（非観血，困難な場合は手術による観血整復）することが望まれます。

2) 大腿と膝関節の損傷

①大腿骨骨幹部骨折

骨幹部骨折の場合，思春期であれば高エネルギー外傷に伴うことが多いです。一方，乳幼児の場合は転倒で起こることもありえますが，非偶発的な外傷と虐待の関連性が高いことから，米国整形外科学会（American Academy of Orthopaedic Surgeons；AAOS）は36カ月未満の大腿骨骨折を診断したときには虐待スクリーニングを行うことを推奨しています。

治療は年齢によって異なり，教科書的には乳幼児期はキャストによる保存的治療，学童期以降は観血的整復・固定が選択されることが多いとされています。

②大腿骨遠位端骨折

高エネルギー外傷やスポーツ外傷として認めることが多いです。成長板損傷によって，成長停止などの合併症を起こす割合が高いことから注意が必要です。Salter-Harrisの分類が以後の治療計画を立てる上で有用です。骨傷が軽微な場合には，CTやMRIが有用な場合があります。一方，虐待を受けたときの損傷として認めることもあります。

受傷機転より損傷を疑った場合，ベビーグラム（新生児の全身を1枚のX線写真で撮影）のような一括撮影では微細な損傷を同定できません。部位ごとに分割して撮影することと，1～2週間程度あけて再撮影する（骨膜反応で同定できることがある）ことが必要です（日本小児科学会ウェブサイトよりダウンロード可；「子ども虐待診療の手引き第2版」15. 虐待を受けた子どもの放射線所見 [https://www.jpeds.or.jp/uploads/files/abuse_15.pdf]）。

③膝の損傷

骨折以外で膝関節液貯留をきたす原因のうち最も多いのは前十字靱帯損傷と膝蓋骨脱臼です。前十字靱帯損傷は接触のないねじれ外力によって生じたスポーツ外傷としてよくみられます。

自動車事故や接触時のスポーツ外傷の結果として生じたのであれば，他の靱帯損傷を合併している可能性があり，膝関節脱臼は3本以上の靱帯損傷の結果として起こることがわかっています。靱帯損傷は注意深いストレステストによって診断します。このように，膝関節に複数の靱帯損傷が生じた場合には高率に血管神経損傷が合併するとされているため，MRIをはじめとする画像検査で診断します。

3) 下腿と足の損傷

①脛骨近位端骨折

脛骨顆間骨折はスポーツの最中，もしくは自転車事故で生じ，前十字靱帯の付着部が剥離するタイプの骨折です。

脛骨結節骨折は跳躍，もしくはその着地時に発生します。前脛骨反回動脈の損傷を伴うと，前区域にコンパートメント症候群をきたすことがあります（日本小児科学会ウェブサイトよりダウンロード可；「子ども虐待診療の手引き 第2版」15. 虐待を受けた子どもの放射線所見 [https://www.jpeds.or.jp/uploads/files/abuse_15.pdf]）。

②脛骨骨幹部骨折（Toddler's fractureを含む）

近位脛骨骨幹部骨折は稀ですが，高エネルギー外傷や運動中に発生します。後方に膝下動脈が走行していることから，動脈損傷とそれに付随するコンパートメント症候群に注意する必要があります。なお，脱臼していれば診断は容易ですが，経過中に自然整復してしまうこともあるので注意が必要です。同様の理由で腓骨神経損傷にも注意する必要があります。

幼児，特に3歳未満でよく生じる脛骨骨幹部骨折は「Toddler's fracture」と呼ばれ，比較的軽微なねじれの機転が加わって発症します。保護者の目撃がないことも多く，子どもが足を引きずる様子で気づかれます。X線は当初正常，もしくは遠位脛骨骨幹端のらせん骨折を呈することがあります。3~4週間のキャスト固定で保存的に治療を行います。

一方，思春期以降の脛骨骨幹部骨折は高エネルギー外傷で生じることが多く，著明な変形・腫脹を呈することが多いです。開放骨折を伴うことが多く，その場合は迅速な抗菌薬投与と洗浄・ドレナージが必要となります。整形外科との連携が必要です。

③足関節と足部の骨折

足関節や足部の骨折は一般的に小児でも生じやすい骨折です。成長過程にあることから，靱帯損傷による捻挫よりも骨端の損傷を呈しやすい傾向があり，骨幹端を巻き込みます。Salter-Harris分類において，幼児期など若年者の骨折はType II，Tillaux（チロー）骨折はType III，triplane骨折はType IVとなり，特にTillaux骨折やtriplane骨折は関節内遠位脛骨骨幹端骨折として手術による観血的整復が必要となります。

距骨骨折は墜落のような高エネルギー外傷でもそうでなくても生じますが，小児では比較的稀とされています。思春期以降の距骨骨折は成人に準じて治療が行われますが，距骨体の無血管性壊死や外傷後関節炎といった合併症を起こすことがあります。

Lisfranc（リスフラン）関節損傷は主に自動車事故，転倒，競技中に足を踏まれるといった受傷機転によって生じる距骨−中足関節の靱帯損傷です。足底表面に顕著な腫

脹が生じた場合に疑います。X線では正常なこともあり，CTやMRIによる評価が必要になることがあります。損傷の程度によって保存的に治療されることも，手術による固定が行われることもあります。

3 跛行をきたす患者の診かた

跛行とは歩行，歩容の異常であり，原因は多岐にわたります。歩行しているうちに疼痛，しびれ，冷汗などが出現して歩けなくなる間欠性跛行が有名ですが，必ずしもそうとは限りません。脊椎ならびに股関節・膝関節・足関節の診察を行い，原因部位を同定させていくことが大切です。

外傷歴があれば骨折，大腿骨頭すべり症や筋・靱帯などの軟部組織損傷を考慮します。それらが認められず発熱や全身状態不良といった所見があれば，関節炎や椎間板炎を鑑別に入れます。また，腹部疾患や精巣捻転といった周辺臓器由来の疼痛が原因のこともあるので，診察は下肢に限定しないことが重要です。

もともと神経筋疾患や脳性麻痺を有する場合には，近位筋の筋力低下か股関節の不安定性に起因するため，疼痛を伴うことは少ないとされています。長い廊下を歩行させてみて，左右対称性，立脚相/遊脚相（有痛性であれば荷重をかけられずに患側の立脚相が短縮し，そちらの足を引きずる様子がわかります）の割合，尖足の有無，関節の可動性などを観察することも診断に有用です。

4 症例1・2に対する診療

症例1では交通事故による高エネルギー外傷で，右大腿の開放骨折にシートベルト損傷による肝損傷，脾損傷を合併していました。救急外来搬入時には出血性ショックと判断したため，急速輸液とそれにつぐ輸血を速やかに開始して，出血ならびに外傷に伴う凝固障害への治療を開始しました。創部は応急的に洗浄して圧迫，用手的に整復のみ行いました。続いて，活動性の脾損傷に対して血管造影（interventional radiology；IVR）で出血源の脾動脈に塞栓術を施行，全身状態を安定させたあとに緊急手術で骨折部の洗浄と創外固定が行われました。

症例2では詳細に診察すると左下腿に圧痛があり（この年齢では足を引きずる原因は股関節であったり，膝関節であったりすることも少なくない），それをかばって足を引きずっていることがわかりました。X線検査で骨傷は認めませんでしたが，痛がる様子は変わらないので副子（シーネ）固定し，鎮痛薬を処方して帰宅としました。後日，整形外科を再診してX線検査で再検したところ，脛骨遠位部に骨折線が明らかになり，Toddler's fractureと診断されました。

ピットフォール

　怪我をするに至った受傷機転に注意しましょう。本人が低年齢の場合は正しく状況を説明できず，目撃があるとも限らないので，状況が明確に説明できないときや，説明に矛盾を感じるときには全身をくまなく観察しましょう。一方，4，5歳になるとある程度適切に説明ができるようになると言われています。

　小さな開放骨折は疑わないと診断できないことがあります。特に下腿はその好発部位で，傷は小さくても奥で交通していることがあるので，開放創があってX線検査で周囲にairを認めるときなどは積極的に疑って整形外科にコンサルトすることが大切です。

　また，特に合併症がなければ積極的に鎮痛を行います。十分量の鎮痛薬を使用することが必要になりますが，剤形などの理由で少量の鎮痛になりがちなので注意しましょう。一番使いやすいのはアセトアミノフェンで，鎮痛を目的とするなら発熱時よりも増量した15mg/kg/回で使用します。

本人・家族への説明で特に注意すること

　受傷直後はRICE〔安静；rest，　冷却；icing，（包帯による）圧迫；compression，挙上；elevation〕が自宅療養上の原則になることを説明します。

　小児の骨折では，若木骨折のように受傷直後では骨傷が出ない場合があります。変形だけでなく，腫脹や疼痛が強い場合には骨折している前提でシーネ固定し，時間経過をみてあらためて評価するという見通しを説明します。

　外因性疾患の小児を診察する場合に大切なことのひとつは，家庭環境の評価です。虐待ばかりクローズアップされますが，それ以外にも兄弟が多いものの周囲の支援が得られず目が届かない，患児に未診断の発達障害がありそうなど，様々な理由が背景にある可能性があります。今後の予防を念頭に置いて，受傷した怪我や問題にとどまらず，その背景にも着目することが大切です。

文 献

1）　上村克徳, 他監訳：跛行. 小児症候学89. 原著第2版. 東京医学社, 2018, p196-9.

参考文献

- 落合達宏：【小児の運動器障害とリハビリテーション医学】小児の運動器の基本的診察方法とポイント．Jpn J Rehabil Med. 2018；55(1)：14-8.
- 門野　泉：【小児の運動器障害とリハビリテーション医学】小児期の運動器障害—下肢障害．Jpn J Rehabil Med. 2018；55(1)：34-9.
- Rachel W, et al：Musculoskeletal Trauma. Fleisher & Ludwig's Textbook of Pediatric Emergency Medicine. 7th ed. Shaw KN, et al, ed. Wolters Kluwer. 2015, p1195-237.
- May MM, et al：Lower extremity fractures. Pediatric Trauma. 2nd ed. Wesson DE, et al, ed. Taylor&Francis Group, 2017, p297-319.

もっと　勉強したい人のために

- Naranje S, et al：A Systematic Approach to the Evaluation of a Limping Child. Am Fam Physician. 2015；92(10)：908-16.

  本項では十分取り上げられなかった「跛行」に関する総説です．好発年齢，診断アルゴリズムや問診・身体所見と想定疾患などについて詳細にまとめられています．

Ⅱ 各論　ちょっと迷う場合はこうする！

10 薬物中毒

伊藤友理枝

ポイント

➡ 初期対応はまずABCDEアプローチ！
➡ 摂取薬剤，摂取時間，既往歴により，除染や排出，拮抗薬の適応となるかを評価
➡ 事故予防は可能か？ 虐待の可能性，自殺企図の可能性はあるか？

症例

症例1　2歳男児。 体重10 kg。1時間前にダイニングテーブルの上に置いてあった母親の睡眠薬を内服し，ER受診した。 来院時の意識レベルはGlasgow coma scale（GCS）E4V5M6であった。その他のバイタルサインは異常を認めなかった。 内服した薬剤はベンゾジアゼピン系2錠と判明。ERでの2時間の経過観察でも異常なく，経過観察入院1泊となった。 保健師による事故予防教育をしたところ，母親に対するサポートも必要な状況が判明したため，地域の保健センターにも情報提供を行い，翌日帰宅となった。

症例2　14歳女児。体重40 kg。18時に学校から帰宅後，19時半に夕食に呼んでも部屋から出てこないため家族が様子を見に行ったところ，ベッド上で意識を失っている状態で救急要請した。患児の口元には吐物があり，周囲に市販の感冒薬の薬瓶が空になって10本落ちていた。感冒薬の成分にはアセトアミノフェンが1瓶当たり900 mg含有（推定摂取量は225 mg/kg）。 来院時のGCS E3V2M5，気道は開通し，呼吸窮迫は認めず，ショックは認めなかった。モニタリング，輸液路を確保し，胃管を挿入してN-アセチルシステイン投与を開始，治療・経過観察目的にICUへ入室した。

小児の特徴

　子どもの薬物中毒としてERで見かけるものとしては，乳幼児期にみられる誤飲・誤薬に伴うもの，また思春期にみられる自傷行為に伴うものがあります。乳幼児期の誤飲による薬物中毒においては，薬物に対する危険性をまったく認知できないままに内服することや，薬剤によっては成人では問題とならない量でも，危険な血中濃度に

達する恐れがあります（**表1**）[1]。

　子どもは発達に伴い活動度が上がり，起こる事故の種類も変化します。**表2**に示したように，自分で自由に歩行できる年齢になると，医薬品の誤飲が上位に上がってくることがわかります[2]。

診療

1 初療

　ABCDEアプローチ（**表3**）で評価し，呼吸循環動態に異常があれば早期に介入します。薬物の種類，摂取量，摂取時刻により，除染の適応があるかを判断します。除染としてERで主に行われているものは胃洗浄，活性炭の投与です。

表1 小児に危険な薬剤 toddler killer drug（1錠でも生命に関わる！）

1. Ca拮抗薬，β遮断薬
2. 樟脳
3. 三環系抗うつ薬
4. 経口糖尿病治療薬
5. 麻薬
6. テオフィリン
7. クロルプロマジン
8. クロロキニン
9. キニン系抗不整脈薬
10. 経皮吸収パッチ（ニトログリセリン，ニコチン）

（文献1より引用）

表2 誤飲・誤嚥に関する主な製品

0歳		1歳		2歳	
製品など	件数	製品など	件数	製品など	件数
たばこ用品	94	電池	107	他の医薬品	55
電池	42	たばこ用品	103	電池	20
事務用品	40	他の医薬品	69	コイン	19
飲料全般	31	コイン	39	食器	17
おもちゃ・遊具全般	26	食器	23	他の住居雑品	13

（文献2より引用）

表3 中毒の初期評価と対応（ABCDE）

Airway	気道
Breathing	呼吸
Circulation	循環
Disability & **D**extrose	神経学的評価：GCSやAVPU，瞳孔所見，迅速血糖
Decontamination	除染：眼（生食による大量洗浄），皮膚（水，石鹸での大量洗浄），消化管（必要時考慮）
Exposure	低体温，高体温

AVPU：alert（意識清明），voice（呼びかけに反応あり），pain（痛みに反応あり），unresponsive（刺激に対して反応なし）

1) 胃洗浄

胃洗浄で最も効果があるのは1時間以内とされており，ERに来院した時点では既に適応とならない時間になってしまっていることも多いです。昏睡状態のときは誤嚥のリスクがあるため，気管挿管を行います。胃管はできるだけ太いチューブを挿入し，左下側臥位で行います。また，小児は低ナトリウム血症のリスクがあるため生理食塩水で除染を行います。

2) 活性炭の投与

活性炭はほとんどの中毒物質を吸着すると言われていますが，例外もあります（**表4**）。活性炭の投与量は，活性炭と中毒物質を10：1，もしくは活性炭を体重（kg）当たり1gで投与します（成人では50～100gを投与）。

服毒後1時間以内であれば胃洗浄と活性炭投与を行い，それ以後であれば活性炭投与のみを行います。内服できる患児は内服してもらい，乳児や幼児で内服が難しい場合や，胃洗浄を行ったあとでは胃管から投与します。

筆者らの施設では，活性炭と下剤を混合したものを薬剤部で調整し，ERに配置して，体重に応じた量を使用することにしています（**図1**）。活性炭と下剤の併用効果は証明されておらず，併用する場合は単回投与にとどめます。活性炭単独の場合は，フェノバルビタール，フェニトイン，カルバマゼピン，テオフィリン，アセチルサリチル酸，バルプロ酸ナトリウム，三環系抗うつ薬，ジゴキシン，徐放製剤などで反復投与が有効とされています。

意識障害が存在し，気道が保てない状態で活性炭投与を行う場合は，気管挿管し誤嚥を予防するためカフを膨らませて行います。挿管していても消化管閉塞がある場合の活性炭投与は禁忌です。

表4 活性炭で吸着されない・されにくい物質の例

- 酸，アルカリ，電解質
- 金属（鉄，リチウム，ヒ素）
- 有機溶剤
- アルコール
- シアン化物（青酸カリなど）
- シンナー製剤
- 非水溶性のものを含んでいるもの（炭化水素など）

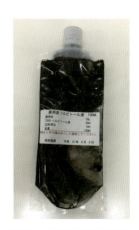

図1 活性炭と下剤の院内調剤液

3）排泄の促進

排泄の促進としては，①尿のアルカリ化，②腎代替療法，③補助療法などです。

①尿のアルカリ化

炭酸水素Na（10～15mEq/kg）を1時間ほどで投与します。尿中pHが7～8のときに中毒イオンが捕捉され，排出されます。排出を促すために血清pH＜7.55，正常K値を維持します。適応はアセチルサリチル酸，フェノバルビタール，蟻酸，メトトレキサートです。

②腎代替療法

選択的であり，適応となる事例は少なく，血中濃度が証明されている場合や標的とする臓器障害がある場合に使用します。

③補助療法

血液吸着はテオフィリン，血液透析はメタノール，エチレングリコール，リチウム，アセチルサリチル酸が適応となります。

また，解毒薬（中毒治療薬）や拮抗薬が考慮できる中毒もあります（**表5**）。アセトアミノフェンであればN-アセチルシステイン，ベンゾジアゼピンであればフルマゼニルが挙げられます。臨床で比較的遭遇するものを**表5**に示します。

表5　ERでみられる薬物中毒の解毒薬（中毒治療薬），拮抗薬

薬 剤	解毒薬（中毒治療薬），拮抗薬と投与量
アセトアミノフェン	N-アセチルシステイン：初回140mg/kg，1時間以内に嘔吐したら同量投与（活性炭が投与されていたら生食で消化管から排除する）。次に70mg/kg，4時間ごとに17回。4倍程度に稀釈して胃管からまたは経口投与
ベンゾジアゼピン系薬剤	フルマゼニル 0.01mg/kg IV*
β遮断薬	グルカゴン 0.1mg/kg IV，次に0.05mg/kg/時
Ca拮抗薬	8.5% グルコン酸カルシウム水和物1mL/kg IV
三環系抗うつ薬	8.4% 炭酸水素ナトリウム 1～2mEq/kg IV
ワーファリン	ビタミンK₁ 小児1～5mg（成人10mg）IM or SC，出血傾向がある場合は小児0.6mg/kg（成人25mg）IV

＊：ただし，三環系抗うつ薬の増強作用があるため，併用している場合は投与不可
IM：intramuscular（筋注）
SC：subcutaneous（皮下注）

2 検 査

血液検査項目としては血算，生化学（電解質，肝機能，腎機能），血液ガス，凝固系などを提出します。内服した薬物の血中濃度が測定できるものであれば検体を提出します。しかし，外注項目であることも多く，当日に結果が出るものは実際少ないのが

現実です。

交差反応による偽陽性や，カットオフ値以下の場合の偽陰性の可能性はあるものの，一部の薬物に関しては薬物中毒検査用キット（トライエージ®DOA）で8種類の薬物（フェンサイクリジン類，ベンゾジアゼピン類，コカイン系麻薬，覚醒剤，大麻，モルヒネ系麻薬，バルビツール酸類，三環系抗うつ剤）の尿中のスクリーニングが可能です。

不整脈などが出現する薬剤もあるため，モニタリングを行い，必要であれば12誘導心電図を測定します。胸部や腹部のX線も必要に応じて行います。

3 中毒センターの利用

日本中毒学会の『急性中毒標準診療ガイド』や中毒の教科書で検索できる場合もありますが，薬剤や曝露経路によっては情報が少ないこともあります。その場合は中毒センター*に照会をすることが可能です。

*日本中毒情報センター（https://www.j-poison-ic.jp/）：一般向け（情報提供料：無料）と医療機関向け（情報提供料：1件につき2,000円）にそれぞれ情報提供を行っている。医療機関専用の電話番号は下記の通り。
大阪 中毒110番：072-726-9923（365日24時間）
つくば 中毒110番：029-851-9999（365日9時～21時）。

4 Disposition（診療方針／転帰先）

ABCDEが不安定な患児は入院観察とします。ERの初療で安定化が不十分な場合や意識障害が遷延するような事例，気管挿管が行われた事例は集中治療室に入室させます。また，状態が安定していても虐待や養育不全が考えられる事例は入院管理が望ましいです。

保護者が内服しているベンゾジアゼピン系睡眠薬などの少量の誤飲の場合は，バイタルサインや意識も問題ないことが多く，ERでの経過観察で帰宅可能な事例もありますが，事故予防の観点からは再診が必須です。入院時や再診時に，家庭の状況の確認や事故予防について保護者にガイダンスし，必要に応じて地域と連携していくようにします。

5 虐待が疑われる事例

虐待が疑われる事例や傷害事件となるような事例では，後に警察から情報提供や検体の提出を求められることがあります。初療時の患児の状態や保護者とやりとりした内容を診療録にきちんと残しておくことはもとより，警察の鑑識では薬物血中濃度も詳細に調べられることが多いため，残検体は検査室などに依頼し保存しておきます。

ピットフォール

意識障害を主訴とする患児は，薬剤が原因である場合もあります。「内服した」「飲ませた」というエピソードが必ずしも確認できるわけではないため，原因が不明瞭な意識障害をみた際は薬剤によるものの可能性を鑑別に考え，必要であればトライエージ®DOAの施行も考慮します。

乳幼児の誤飲による薬物中毒では家庭環境の確認や事故予防の実施，思春期の患児による自傷行為による薬物中毒では精神科との連携など，身体面のみでなく心理面でのアプローチが必須です。

また，虐待そのものによる意図的な服薬，思春期では虐待や家庭状況の間接的な影響による服薬などが内在していることもあり，受傷機転や本人の様子に違和感があるときや，保護者の説明の内容が変化していくときなどは，多職種で連携し子どもの保護や介入の必要性について検討を行います。

本人・家族への説明で特に注意すること

誤飲事故での薬物中毒は，保護者が自責の念にかられていることも多いです。事象が起きた当日は患児の状況を説明すると同時に，保護者の心情へのサポートも必要です。外来の場合も入院の場合も，翌日以降の落ちついた時点で家庭状況の詳細の確認や事故予防教育を行います。

また，患児の安全を確保し，事件性があると思われるような事例では警察への通報，虐待を考える事例では児童相談所への通告のタイミングなどを考慮していきます。児童相談所への通告は，院内の虐待対応チームがあればその部門と連携することが望ましいです。虐待対応チームがない施設では医療ソーシャルワーカー（medical social worker；MSW）や小児科医と連携して対応について協議します。

文 献

1) 寺沢秀一，他：研修医当直御法度—ピットフォールとエッセンシャルズ．第6版．三輪書店，2016.
2) 国民生活センター：発達をみながら注意したい0・1・2歳児の事故—医療機関ネットワーク情報から— [http://www.kokusen.go.jp/pdf/n-20160114_1.pdf]

参考文献

- 日本中毒学会，編：急性中毒標準診療ガイド．じほう，2008.
- Shaw KN, et al, ed：Fleisher & Ludwig's Textbook of Pediatric Emergency Medicine. 7th ed. Wolters Kluwer, 2015, p1061–114.

- 伊藤友弥, 他編：当直医のための小児救急ポケットマニュアル. 中山書店, 2014, p315-24.
- 清水直樹, 他監訳：トロント小児病院救急マニュアル. メディカル・サイエンス・インターナショナル, p374-88.
- 日本中毒学会ホームページ. [jsct-web.umin.jp/]

もっと 勉強したい人のために

- 日本中毒学会, 編：急性中毒標準診療ガイド. じほう, 2008.

  辞書のように使いやすく，薬の危険度，中毒量，症状，症例などが簡潔にまとめられています。

- 日本小児科学会：Injury Alert（傷害速報）.
  [https://www.jpeds.or.jp/modules/injuryalert/]

  傷害の種類や診断名で関連報告が検索できるため，たとえば「急性薬物中毒」で検索すると，実際にどのような症例があるかを知ることができます。

Ⅱ 各論　ちょっと迷う場合はこうする！

11 家庭内薬品誤飲・中毒

石川順一

ポイント

➡ どんな薬品誤飲であっても，基本は「気道・呼吸・循環」の維持をめざすべき

➡ 誤飲事故の原因は子どもではなく保護者であり，事故を予防することが最も大切である

➡ 丁寧な問診と身体診察が中毒原因物質の特定に結びつくことがある

症例

症例1 1歳男児。生来健康。来院の2時間ほど前に自宅にあった父親の加熱式たばこのスティックを口にくわえているところを発見された。母親が口の中からたばこ葉を掻き出し，救急搬送された。搬送途中に2回嘔吐あり。来院時のバイタルサインは問題なく，補液されて経過観察となった。スティックは2本食べてしまった様子だが，吐物にたばこ葉様のものが混ざっていたとのこと。

症例2 6歳男児。生来健康。突然，全身性痙攣を繰り返したために救急搬送された。痙攣についてはジアゼパムで止痙できず，気管挿管されチオペンタールナトリウムでようやく止痙された。落ちついたあとの問診で，痙攣発症の3時間ほど前の夕食に焼き銀杏を10個以上喫食していたことが判明した。

小児の特徴

　他の異物誤飲や薬品誤飲と同様に，小児は飲んだら危険なものを判断することはできず，手の届くところにある「3～4cm以内の口に入る大きさのもの」は口に入れてしまう可能性があると認識しておく必要があります。

　また，たばこや口紅などは大人が口にするところを子どもが見ており，口に入れても良いものであると誤解することもありえます。

　日本中毒情報センターのウェブサイトでは，「一般の皆さま」向けのページ（https://www.j-poison-ic.jp/general-public/）でたばこや洗剤などの家庭内用品について

詳しく無料で調べることができます。事故予防のための映像教材も見ることが可能ですので，ぜひ参照して下さい。

診療

1 たばこ：ニコチン

厚生労働省が発表した「2017年度 家庭用品などに係る健康被害 病院モニター報告」によると，家庭用品の小児誤飲事故の順位は1位：たばこ23.0%，2位：医薬品14.4%，3位：食品類11.3%の順であり，たばこの誤飲事故は依然多く報告されています。たばこの誤飲の場合は，誤飲に驚いた保護者が連れてくることが多く，実際に食べてしまっていたとしてもニコチンの催吐作用で嘔気・嘔吐を主訴として来院し，致命的な転帰をとる確率は高くありません。ニコチンについては成人で30～60mg，小児で10～20mgが致死量とされています。

たばこ誤飲後に飲み物を飲ませることは，消化管内でニコチン水溶液をつくりニコチンの吸収を促進する可能性がありますので，避けるべきです。初期対応としてニコチン中毒症状が出ていない症例への胃洗浄は必要ではなく，軽症例なら数時間の経過観察後に帰宅可能です。無症状～軽症例での保護者への戒めを目的とした胃洗浄については，意味がないばかりでなく，合併症の危険性から決して行ってはなりません。重症例であっても治療としては気道確保，酸素投与，輸液などの支持療法が中心となり，ニコチンは速やかに尿中排泄されることと，分布容量が大きいために血液浄化法は無効です（表1）[1]。

近年，加熱式たばこや電子たばこが日本国内でも販売されています。

「加熱式たばこ」は日本国内ではploom TECH™（JT），iQOS™（フィリップモリスジャパン合同会社），glo™（ブリティッシュ・アメリカン・タバコ）の3つの銘柄が

表1　ニコチン中毒症状

中枢神経系症状	初めに頭痛，錯乱，めまい，不安興奮，後に（30分以内）痙攣，昏睡
循環器系症状	一時的に血圧が上昇し，ついで低血圧，徐脈，痙攣性の心房細動
呼吸器系症状	初めに頻呼吸，後に徐呼吸，呼吸率低下，チアノーゼ，数分以内に呼吸停止
消化器系症状	初めに口・喉の灼熱感，唾液分泌過剰，嘔気，嘔吐，腹痛，時に下痢
眼症状	初めに縮瞳，後に散瞳
その他	筋肉の麻痺，筋肉の痙攣

（文献1をもとに作成）

ありますが，基本的な原理は一緒で，たばこを燃焼させずに加熱しそのエアロゾルを吸入するものです。ヒートスティックと呼ばれるたばこ部分には，紙巻きたばこと同等の6～7mg/本程度のニコチンが含有されています。ヒートスティックは容易に小児の口に入るサイズであり，これを誤飲してしまうと急性ニコチン中毒に陥る危険性があります。

「電子たばこ」はリキッドと呼ばれる液体を加熱してそのエアロゾルを吸入するもので，プロピレングリコールや植物性グリセリンが成分の主体です。日本国内で販売されている電子たばこのリキッドには，医薬品医療機器法による規制のためニコチンは含有されていませんが，海外製品にはニコチン含有のリキッドもありますので，個人輸入などをしている場合にはリキッドの誤飲に注意が必要です。

なお，紙巻きたばこのパッケージに表示されたニコチン量は喫煙時の吸入量であり，含有量はその約10倍が目安になります。加熱式たばこや電子たばこには表示義務自体がありません。また，加熱式たばこに貼る，飲料を模したシール（牛乳やいちごミルク柄など）も販売されており，これらは小児の誤認につながりやすいことなどにも注意が必要です。

2 化粧品：アセトン

家庭で用いられる化粧品のうち，口紅や化粧水の誤食・誤飲をしばしば経験しますが，医学的にはほぼ問題ありません。

誤飲で問題となるのはマニキュアの除光液です。除光液は1瓶約50～120mLでアセトンを60～90%含有しており，有機溶剤による粘膜刺激症状や誤嚥性化学性肺炎が問題となります。症状としては咽頭痛，嘔気・嘔吐，角膜上皮障害があり，重度になれば傾眠，運動失調，昏睡に陥ることもあります。初期対応として催吐は誤嚥の可能性があるために禁忌で，適宜気道管理と酸素投与が必要になります。活性炭投与は有効ですが，投与するならば嘔吐を防ぐために気管挿管されて気道が確保されているべきです。排泄半減期が平均28時間と長いため，必ず入院して2日以上は慎重な経過観察を行う必要があります[2]。

3 洗剤：次亜塩素酸ナトリウム，水酸化ナトリウム

家庭で用いられる洗剤や柔軟剤，石鹸についてはほとんど心配はいりません。大量に飲んでしまったときに，水を飲ませると大量の泡が発生してしまうので呼吸器系の問題を引き起こすかもしれません。牛乳などを飲ませた上で数時間の経過観察が望ましいでしょう。

近年ボール型洗剤（1回分パックタイプ洗濯用液体洗剤）が発売され，ゼリーのようにも見えることから小児の誤食事故が複数報告されています。誤食に伴う重大な合併症はありませんが，嘔吐を誘発することがあり誤嚥などに注意が必要です。

塩素系の漂白剤については注意が必要で，次亜塩素酸ナトリウムや水酸化ナトリウムによる皮膚や粘膜の腐食作用があります。喉の痛みと浮腫による呼吸困難や消化管穿孔を合併することがありますので，何らかの症状がある場合には必ず高次医療機関への搬送を考慮すべきです。

4 銀杏：4'-*O*-methylpyridoxine

家庭内薬品というくくりからは外れますが，注意が必要です。

痙攣や小児神経を専門にしている医療者にはよく知られていますが，昔から「銀杏は一度に歳の数以上は食べてはいけません。」と言われており，銀杏の過量摂取でも痙攣を引き起こします。銀杏に含まれているメチルピリドキシン（4'-*O*-methylpyridoxine）が原因で難治性反復性痙攣を起こします。これは熱に安定なので，煮ても焼いても毒性は変わりません。痙攣を誘発するので催吐は禁忌で，ジアゼパムだけでなくピリドキサール8mg/kg静注が有効です。再度痙攣が起こることがあるので，必ず4～5日程度は入院して経過観察する必要があります[3]。

ピットフォール

水に溶けたたばこは毒性が高く，吸収も良いために，誤飲してしまうと非常に危険です。灰皿代わりに飲料の空き缶などを使っているときに，中に残っていた液体を飲んでしまうと致命的になることがあります。時に重篤な中毒症状を呈してもたばこの誤飲と気づかれない可能性もあり，小児が口にするものには注意が必要です。

本人，家族への説明で特に注意すること

誤飲事故全般に言えることですが，誤飲したのは小児の責任ではなく，手の届くところに口に入るサイズのものを置いていた保護者の責任です。特に誤飲事故の多い生後6カ月から3歳くらいまでの間は，昨日まで手の届かなかったところに手が届くようになることもあり，家庭環境を常に見直す必要があります。

たばこ誤飲に関しては周囲に喫煙者がいるということであり，副流煙や熱傷の危険性もついて回ることから，これを機に保護者に禁煙を勧めても良いかもしれません。

誤飲事故すべてにおいて言えることですが，呼吸状態が悪化したり，嘔吐を繰り返したり，腹痛が悪化したりするようなら必ず再受診するように伝えます。

文 献

1) 日本中毒学会, 編：急性中毒標準診療ガイド. タバコ（ニコチン）. じほう, 2008, p338-9.
2) 日本小児科学会：No.008 マニキュア除光液による中毒, No.063 加熱式タバコの誤飲（1）（2）. Injury Alert（傷害速報）.
   [https://www.jpeds.or.jp/modules/injuryalert/]
3) 市川光太郎, 編：小児救急治療ガイドライン. 第3版. 診断と治療社, 2015.

参考文献

● 厚生労働省：2017年度 家庭用品等に係る健康被害 病院モニター報告, 2018.
  [http://www.nihs.go.jp/mhlw/chemical/katei/hospital/H29.pdf]

● Connolly GN, et al：Unintentional child poisonings through ingestion of conventional and novel tobacco products. Pediatrics. 2010；125(5)：896-9.

● Appleton S：Frequency and outcomes of accidental ingestion of tobacco products in young children. Regul Toxicol Pharmacol. 2011；61(2)：210-4.

● 国民生活センター：乳幼児による加熱式タバコの誤飲に注意. 2017.
  [http://www.kokusen.go.jp/pdf/n-20171116_2.pdf]

もっと 勉強したい人のために

小児に特化した中毒学の文献は限られており，必然的に成人を含めた記載となっています。

● 上條吉人：臨床中毒学. 相馬一亥, 監. 医学書院, 2009.

　総論・各論ともに著者の「中毒学」に対する熱意の伝わるテキストです。救急外来に1冊置いておくと，各論部分は辞書の代わりとしても使用可能です。

● 杉田　学, 他, 編：特集 中毒. INTENSIVIST. 2017；9(3).

　集中治療の必要な中毒症例についてまとめられています。記載は主に集中治療専門医に向けて書かれていますが，エビデンスを示して記載されており，治療の一助になります。

II 各論

ちょっと迷う場合はこうする！

12 熱傷

野澤正寛

ポイント

➡ 局所治療の前にABCDEアプローチに沿った生理学的評価と介入を行う

➡ 重症化の予測を行い，自施設で提供できる医療を迅速に行う

➡ 自施設の限界を的確に判断し，高次医療施設への搬送が手遅れにならないようにする

症例

2歳男児。1時間前に自宅で花火をしていたところ，兄が持っていた花火が患児の服に引火した。消火後に服を脱がせ，自宅のシャワーで冷却した。その後，子どもの救急電話相談（♯8000）で対応を確認したところ，緊急の受診を指示され救急車で来院した。来院時は激しく泣いていた。顔面と前胸部，両側上腕の前面に水疱と赤い真皮と白い真皮が混在して見えていた。活気は良いと考え，アセトアミノフェン坐薬を鎮痛目的で投与し，壊死した皮膚の除去と洗浄，および外用薬の塗布を行っていた。途中で泣かなくなったが，鎮痛薬の効果で落ちついたと判断して処置を継続していた。受診から1時間後に意識状態と顔色が悪いことに気づいた。既に呼吸不全とショックになっていた。

小児の特徴

　気道熱傷において気管挿管が必要になることがありますが，医療者の手技の熟練度は成人症例に比して低いことが多いです。したがって，気管挿管については早期から重症化の予測に基づいて計画的に実行される必要があります。

　また，小児は細胞外液量の占める比率が高く，不感蒸泄も多いため成人に比べショックに陥りやすいです。しかし，ショックでも心停止の直前まで血圧が低下せずに代償されます。よって，輸液開始のタイミングと輸液量について注意が必要です。さらに，乳児では糖の貯蔵能に乏しいため，低血糖に留意し，輸液による糖質補給を考慮する必要があります。

局所管理においては，成人より皮膚が薄いので深い熱傷となり，瘢痕・拘縮を生じやすいことに留意する必要があります。

　社会的には，小児熱傷患者はほとんどが加熱液体による顔面，胸背部，四肢の重症でない熱傷です。しかし，これらは家庭内事故のひとつの形態にすぎず，事故予防の指導が必要です。さらに，虐待の存在も考慮して診療を行う必要があります。

診 療

1 全身管理

　局所の治療を行う前に，まずABCDEアプローチに基づいて全身管理の必要性がないかを評価し，必要であれば迅速に対応する必要があります。

Airway

　上気道の注意点は気道熱傷による浮腫と窒息であり，これらの出現は致死的になります。特に積極的な輸液を行った際には，注意が必要です。一般的には，鼻腔・咽頭内の煤の付着や，鼻毛の焼失，嗄声などの臨床所見によって気道熱傷の存在を予測することが基本となります。

　成人では気管挿管について，予防的な気管挿管と気道狭窄症状が出現してからの2つの方針があります。しかし小児では，当該施設において準備や手技に時間を要したり，急激な呼吸不全の進行が予測されたりする場合には，物的（各種デバイス）かつ人的（小児の気管挿管に熟練した医療者）準備が整いしだい，気道確保のために予防的に気管挿管をしておくほうがよいです。気道の浮腫が生じると気管挿管はさらに難しくなります。また，小児の気管挿管に熟練しておらず，今後気管挿管の必要性が否定しきれない場合には，早期に小児の集中治療を行っている施設に搬送することも考慮しましょう。

　顔面熱傷においては，気管チューブの固定に難渋することがあります。気管挿管下で搬送するにあたっては顔面にデュオアクティブ®（23頁，総論4「創処置（縫合以外）」図3，4参照）を貼付し，その上からテープで固定すると一時的な安定を保つことができます。小児の集中治療施設に搬送後は，経鼻挿管に入れ替えると安定性が増します。また，鼻腔から入れた経鼻胃管チューブを口腔から出し，そのチューブと挿管チューブを結束バンドなどで固定するという方法もあります[1]。

Breathing

　気道熱傷には，高温の気体吸入による温熱の熱傷と，吸入したガスの有毒成分によ

る化学熱傷があります。いずれも直接的な呼吸障害やサイトカインの遊離を惹起し，急性肺傷害や急性呼吸窮迫症候群などを引き起こします。また，後述する輸液に伴う肺水腫の出現にも留意する必要があります。よって，呼吸状態を身体所見とモニターの双方を用いて慎重にモニタリングする必要があります。

さらに，経時的に血液ガス採血や胸部単純X線撮影を行い，呼吸障害の早期診断に努めます。初期の標準的人工呼吸モードとしては，高い呼気終末持続陽圧（positive end-expiratory pressure；PEEP）が推奨されています。1回換気量を少なく，最高気道内圧を抑えて肺を保護する換気法（1回換気量：6mL/kg以下，プラトー圧：30cmH_2O以下）については，気道熱傷のみを対象とした研究はありませんが，急性肺傷害や急性呼吸窮迫症候群を呈する症例には行ってもよいとされています。火災現場などから搬入されてきた患児については，一酸化炭素中毒やシアン化合物中毒も考慮する必要があります。

Circulation

前述したように，小児は細胞外液量の占める比率が高く，不感蒸泄も多いため成人に比べショックに陥りやすくなっています。しかしながら，小児では代償期が長く，低血圧性ショックに陥ったときには心停止寸前の状態となっています。したがって，重症度によってショックのハイリスク状態を認識し，血圧だけでなく心拍数や末梢循環，皮膚色などで代償性ショックの状態を慎重にモニタリングする必要があります。とは言え，痛みにより心拍数は上昇し，熱傷部位の皮膚色はわかりにくくなっています。初期診療においては，重症度を判定し，必要な輸液量を推定して投与することが望ましいです。加えて，経時的な変化を慎重に観察し，尿量や乳酸値などの値も確認しながら輸液量を判断していきます。

2 初期輸液の適応と開始時期

『熱傷診療ガイドライン』（日本熱傷学会，日本皮膚科学会それぞれが刊行）によると，小児については熱傷面積（**図1**）[2]が10％以上の症例で輸液を必要としています（成人は15％）。熱傷患者では，皮膚からの体液喪失だけでなく，受傷24時間以内に毛細血管透過性が亢進し，血管内容量減少が最も著明になります。

小児患者の初期輸液の開始時間と死亡率との関連が示されており[3~5]，輸液はできるだけ速やかに（少なくとも2時間以内）開始します。

3 輸液の種類と輸液量

初期輸液には，ほぼ等張の電解質輸液（乳酸リンゲル液など）を使用します。ただ

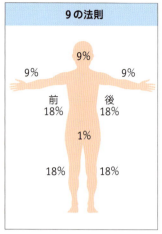
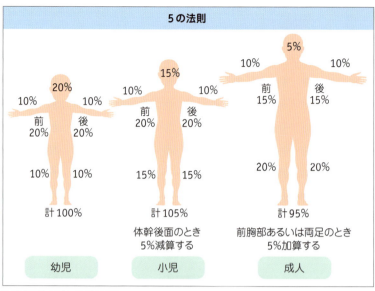
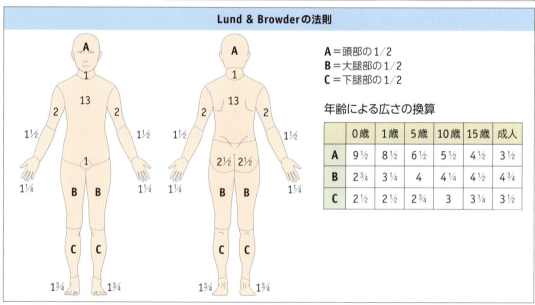

図1 小児患者の熱傷面積の推定 （文献2より引用）

し，乳児ではグリコーゲン貯蔵量が限られており，低血糖に陥りやすくなっているため，糖質入りリンゲル液（5%ブドウ糖加乳酸リンゲル液など）の使用が推奨されています。受傷後24時間の初期輸液で，コロイド輸液や高張食塩水が生命予後を改善するという明確なエビデンスはありません。

初期輸液はParkland法（Baxter法）[6]を用いて行うことが推奨されています。ただし，輸液量については適宜モニタリングした上で調整が必要です。過剰な輸液や過少な輸液を判断するためには，2時間ごとに尿量（小児では1～2mL/kg/時）を確認し

ながら適宜輸液量を調整することも必要です。しかし，腎機能低下例では尿量のみを指標とすることはできないため，その他の様々なパラメータを用いて評価します。

乳児では血糖値のモニタリングも怠ってはなりません。にParkland法をもとに筆者が作成した小児の輸液方法を示します。

受傷後24時間の付加輸液（生理食塩水／リンゲル液）
2mL×熱傷面積*(%)×kg　最初の8時間で投与
↓
2mL×熱傷面積*(%)×kg　次の16時間で投与

＋

維持輸液（糖質入りリンゲル液）
0〜10kg　　4mL/kg/時
10〜20kg　10kgを超えた分は2mL/kg/時を追加
20kg〜　　20kgを超えた分は1mL/kg/時を追加
例（25kgの場合）：10×4＋10×2＋5×1＝65mL/時

図2　初期輸液の投与量
＊：Ⅱ度・Ⅲ度の熱傷面積

Disability

気道，呼吸や循環の問題により意識障害をきたす可能性があります。経時的な意識の変化を認識するため，小児や乳児のGCS（Glasgow coma scale）を用いて評価します。火災現場などからの搬入で意識障害があれば，一酸化炭素中毒やシアン化合物中毒だけでなく，転落などの外傷も疑って診療を行います。

熱傷患者では，痛みのため呼吸数や心拍数の評価が困難となるばかりでなく，有効な換気の障害や酸素需要の上昇につながります。特に呼吸・循環の悪化している場合は十分な鎮痛が得られているかに留意する必要があります。

Exposure

小児は体重当たりの体表面積が大きいため，正常な皮膚の体温調整機構が破綻した状況では容易に低体温に陥りやすくなります（シャワーなどによる冷却で低体温になることもある）。また，重症熱傷では輸液量も多くなるため，輸液による低体温の助長にも注意が必要です。体温管理には十分に留意する必要があります。

4 熱傷深度と面積について

熱傷深度と範囲は初診時には確定できず，24〜48時間経過して本来の深度と面積がわかることが多いです。特に小児は皮膚が薄く，熱傷は成人より深く広がりやすいで

す。初診時には深度が過少評価されがちになるため，深度については断言しないほうが無難です。また，経時的変化を客観的に評価するために写真を残すとよいでしょう。

　深度の推定は**表1**に示す肉眼的観察法が臨床的に最も広く用いられています。熱傷面積の計算では，深達度Ⅱ度以上の面積を算出します。熱傷面積については9の法則，5の法則，Lund & Browderの法則（**図1**）が一般的ですが，局所的な推定方法として手掌法（1手掌面積当たり1%と考える）も使いやすいです。

表1　熱傷の分類と特徴

深 度	組織学的損傷の深さ	外 観	治癒過程
Ⅰ度（SB）	表皮のみ	発赤のみ	瘢痕なく治癒
浅達性Ⅱ度（SDB）	真皮表層まで	水疱形成	2週間程度で瘢痕なく治癒
	皮膚付属器はほぼ残存	水疱の下の真皮は赤色	
深達性Ⅱ度（DDB）	真皮深層まで	水疱形成	3～4週間で瘢痕を残して治癒
	皮膚付属器の一部残存	水疱の下の真皮は白色	感染によりⅢ度に移行
Ⅲ度（DB）	皮下組織まで	蒼白（羊皮紙様）	瘢痕拘縮 植皮が必要
			敗血症のリスクが高い

SB：superficial bum，SDB：superficial dermal bum，DDB：deep dermal bum，DB：deep bum

5 局所療法

Ⅰ度熱傷

　保湿と冷却が対応の基本となります。

　外用薬：保湿は通常ワセリンなどの油脂性基剤軟膏が用いられます。ステロイド外用薬は急性期の発赤，浮腫，疼痛の軽減に優れた効果はありますが，創治癒の遷延作用，上皮化抑制作用も有するため，使用期間は受傷当初の2日間程度にとどめます。

Ⅱ度熱傷

　水疱内容物は創傷治癒を促進する増殖因子などを含んでおり，良い被覆材として疼痛緩和になるため，小範囲で破れておらず緊満感のない水疱は数日間保存します。

　外用薬：受傷早期は創面を保護し，湿潤環境を保つために非固着性ガーゼ（トレックス®ガーゼなど）にワセリンなどの油脂性基剤軟膏を十分量塗布して貼付する方法がよく用いられています。塩基性線維芽細胞成長因子（basic fibroblast growth factor；bFGF。フィブラスト®スプレー）は，熱傷潰瘍に対して上皮化の促進と瘢痕の抑制に有用とされています。ただし，薬剤添付文書には「新鮮熱傷に対しては使用せず，他の適切な療法を考慮すること」と記載されており，少なくとも初期診療時には使用し

ないほうがよいでしょう。

被覆材：壊死組織がなく創部に感染がない場合には，創傷治癒を促進し，創部を保護して刺激を緩和し，処置の回数を減らすことができるため良い適応となります。フォーム材，ファイバー材，コロイド材に大別され，形状や滲出液の吸収度で使いわけます。しかし，各被覆材を比較検討したエビデンスと言えるものは今のところありません。密閉による感染に留意する必要があります。壊死組織がある場合は除去したあとに使用します。

Ⅲ度熱傷

壊死組織の除去（デブリドマン）が必要です。広範囲のデブリドマンでは外科的切除が必要となります。

外用薬：スルファジアジン銀（ゲーベン®クリーム）は，抗菌作用と壊死組織の自己融解を促進させるため広く使用されています。ガーゼ交換時には付着した外用薬を生理食塩水などで洗い流します（シャワーでは緑膿菌などの感染を引き起こすことがあります）。小範囲に限定されたデブリドマンにはブロメライン®軟膏やソルコセリル®軟膏も有用です。

被覆材：創傷被覆材による密閉について現在のところエビデンスはなく，感染の危険により推奨されていません。

6 入院の目安

熱傷面積や深さ，合併症などによって分類したArtzの基準が広く用いられています。表2にArtzの基準をもとにした入院の目安を示します。また，軽症熱傷であっても虐待が疑われるとき（受傷機転に合わない熱傷様式，その他の打撲痕や外傷など）は写真を残し，入院させた上で施設の虐待対策委員会などに判断を仰ぐ必要があります。

表2　Artzの基準をもとにした入院の目安

重症熱傷	Ⅲ度が10%以上 Ⅱ度が30%以上 顔面，手，足のⅢ度熱傷 気道熱傷の合併，一酸化炭素中毒の可能性 軟部組織の損傷や骨折の合併 電撃症／化学熱傷	集中治療室 専門医療施設
中等度熱傷	Ⅲ度が10%以下（顔面，手，足を除く） Ⅱ度が15〜30%	一般病棟
軽症熱傷	Ⅲ度が2%以下 Ⅱ度が15%以下	外来

（文献2より引用改変）

7 感 染

予防的抗菌薬全身投与に関する臨床研究では，有効性を認めるものは少なく，耐性菌の発生などの理由により否定的なものが多いです。小児では成人と比較してトキシックショック症候群（toxic shock syndrome；TSS）の発生率が高いとされており，しばしば致死的となります。小児TSSに対する予防的抗菌薬の有効性を示す報告は多い[7~9]ですが，発生頻度が低く必要ないとする報告[10]もあります。患者ごとに基礎疾患や創部の状態などのバリエーションが非常に大きいため，一様に抗菌薬を予防投与するのではなく，汚染が強い創培養から分離された菌や感染が想定される菌に対して感受性のある抗菌薬の投与が望まれます。

また，汚染された熱傷については破傷風トキソイドや抗破傷風ヒト免疫グロブリンの投与を考慮する必要があります。

8 栄 養

小児の投与カロリーに関しては，消費カロリー量だけでは不十分であり，通常必要なエネルギーの1.3倍投与が推奨されます。さらに，血糖値について詳細にモニタリングをする必要があります。ただし，グルコースの静脈内投与は5mg/kg/分を超えないように注意します。小児では高蛋白，低脂肪の栄養を心がけます。

投与時期は，受傷後24時間以内の早期経腸栄養により，多くの臨床的有益性が示されています。重症熱傷患者は経腸栄養のみでは十分な投与カロリーを賄いきれない場合もありますが，それでも完全静脈栄養は推奨されません。

9 転院の目安（表2）

1）全身管理目的

ABLS（advanced burn life support）には，小児医療の質が保証されていない病院に搬送された小児熱傷は熱傷センターへ紹介すると明記されています[11]。わが国では小児の重症熱傷は，その地域で小児の集中治療に長けた施設に搬送することが妥当と考えます。ただし，搬送までに適切な気道と呼吸の管理，循環（輸液）への介入を怠ってはなりません。また，小児の気管挿管が困難な施設においては，できるだけ迅速に小児の集中治療施設に搬送することが望ましいです。

2）局所管理目的

Ⅲ度熱傷は専門的医療が必要となるため紹介が必要です。Ⅱ度熱傷で受傷後2週間経っても上皮化が起こらないときは，肥厚性瘢痕は避けられないので，専門医へ紹介

します。瘢痕や拘縮がみられたときも専門医へ紹介します。

ピットフォール

呼吸の悪化や循環の悪化を予測しているにもかかわらず，対応しないまま局所治療を行わないようにします。また，被虐待児の10％程度は熱傷を負います。虐待の存在を見逃さないようにしましょう。虐待の場合，次は熱傷以外の家庭内事故で受診してくることもあるので注意が必要です。

本人・家族への説明で特に注意すること

家族は瘢痕が残るかに関心があります。しかし，深度の診断は数日から1週間経過をみないと判断が難しいためその場で断定しないようにしましょう。

両親を責めると患児の受診が遠のいてしまうので注意が必要です。あくまでも家庭内事故の予防のために必要な説明を行いましょう。

文献

1) Gray RM, et al：Intra-operative endotracheal tube stabilisation for facial burns. Burns. 2010；36(4)：572-5.
2) 日本皮膚科学会：創傷・褥瘡・熱傷ガイドライン―6：熱傷診療ガイドライン．
[https://www.dermatol.or.jp/uploads/uploads/files/熱傷診療ガイドライン.pdf]
3) Barrow RE, et al：Early fluid resuscitation improves outcomes in severely burned children. Resuscitation. 2000；45(2)：91-6.
4) Wolf SE, et al：Mortality determinants in massive pediatric burns. An analysis of 103 children with＞or＝80％TBSA burns(＞or＝70％full-thickness). Ann Surg. 1997；225(5)：554-65；discussion 565-9.
5) Nguyen NL, et al：The importance of initial management：a case series of childhood burns in Vietnam. Burns. 2002；28(2)：167-72.
6) Hettiaratchy S, et al：Initial management of a major burn：Ⅱ―assessment and resuscitation. BMJ. 2004；329(7457)：101-3.
7) Rashid A, et al：On the use of prophylactic antibiotics in prevention of toxic shock syndrome. Burns. 2005；31(8)：981-5.
8) Brown AP, et al：Bacterial toxicosis/toxic shock syndrome as a contributor to morbidity in children with burn injuries. Burns. 2003；29(7)：733-8.
9) Jarman A, et al：Toxic shock syndrome in an adult burn patient. Burns. 2007；33(8)：1051-3.
10) Sheridan RL, et al：Antibiotic prophylaxis for group A streptococcal burn wound infection is not necessary. J Trauma. 2001；51(2)：352-5.

11) American Burn Association：Advanced Burn Life Support Course PROVIDER MANUAL 2001.
　　[https://hillcresteducationcenter.com/sites/default/files/ABLS%20PROVIDER%20
　　MANUAL%202015%20Revisions.pdf]

もっと　勉強したい人のために

- 日本熱傷学会：熱傷診療ガイドライン（改訂第2版）.
　[http://www.jsbi-burn.org/members/guideline/pdf/guideline2.pdf]
　感染対策や栄養療法，全身管理について詳しく記載されています．

- 日本皮膚科学会：創傷・褥瘡・熱傷ガイドライン―6：熱傷診療ガイドライン.
　[https://www.dermatol.or.jp/uploads/uploads/files/熱傷診療ガイドライン.pdf]
　局所療法について詳しく記載されています．

II 各論 ちょっと迷う場合はこうする！

13 異物（消化管）

岩井謙治

ポイント

➡ 危険性の高い異物の特徴を知る
➡ 緊急摘出，経過観察の適応，適切なフォローアップのタイミングを知る

症例

症例1 1歳男児。嘔吐を主訴に来院。周囲の流行歴から胃腸炎と診断し帰宅，経過観察とした。翌日嘔吐が継続，腹痛も出現したため再診。腹部X線検査を施行したところ，腸内に連結した複数個の磁石あり。緊急開腹手術となり，小腸に複数箇所穿孔がみられた。

症例2 2歳女児。喘鳴を主訴に来院。β_2刺激薬の吸入で症状改善したため喘息の診断で経過観察されていた。その後，症状の再燃と増悪を繰り返し，2週間程度経過しても改善ないため当院受診。精査のためX線検査を施行すると，食道内に円形の異物を認め，緊急摘出の方針となった。

小児の特徴

　異物誤飲が好発するのは6歳以下で，中でも1歳以下が約2割を占め，女児と比較すると男児の頻度がやや高くなっています[1]。それ以上の年齢では，発達の遅れなどが基礎にある可能性も考慮する必要があります。保護者が誤飲を目撃した，あるいは無症状ではあるものの置いてあったはずの電池やおもちゃなどがなくなっていたなどの理由で医療機関を受診します。
　米国小児科学会の報告では，最も頻度の高い異物は硬貨であり，そのほか代表的なものとしておもちゃ，宝石，磁石や高吸水性樹脂などがあります[1]。国内からの報告では，最も頻度が高いものはたばこで，医薬品・医薬部外品，食品類，プラスチック製品，おもちゃ，金属製品，電池がそれに続くとされています[2]。多くの場合は自然通過しますが，10〜20％で内視鏡的摘出を要します。注意を要する代表的な異物の

特徴を**表1**にまとめます。

　成人と異なり，食塊による食道閉塞は稀で，小児でみられた場合は食道狭窄，好酸球性食道炎などの基礎疾患があることが多いとされています。

表1　注意を要する代表的な異物の特徴

異物	用途	特徴
ボタン電池	おもちゃなど	・合併症を起こす頻度は高くないが（数%），起こった場合の重症度は高い ・物理的な圧迫，化学物質の漏出，放電などにより穿孔や瘻孔を形成 ・リチウム電池は特に電圧が高く危険性が高いため，径15～20mm以上の場合は注意が必要
磁石	家庭用品，おもちゃなど	・2個以上の誤飲は，腸管を挟み込むことによる穿孔，捻転，イレウスなどのリスクが高い ・ネオジム磁石（**図1**）[3]は特に磁力が強く危険性が高い
高吸水性樹脂	装飾品，消臭剤など	・水分を吸収し，体積は30～60倍まで膨張する（**図2**）[4] ・腸管内で膨張し，イレウスを引き起こすリスクがある

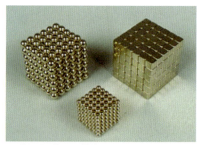

マグネットボール（例）

図1　ネオジム磁石

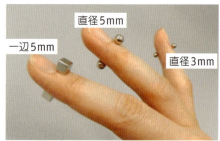

磁力が強いため手指を挟んでもとどまる

（文献3より引用）

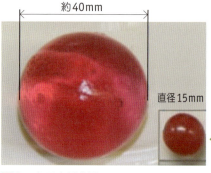

図2　高吸水性樹脂
手術で摘出された異物（左），同型品（右下）。

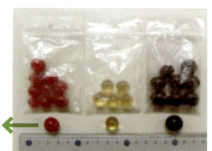

（文献4より引用）

診 療

1 症 状

　食道異物は3箇所の生理的狭窄部位（食道入口部，気管分岐部，食道裂孔部）で起こりやすく，症状としては経口摂取を嫌がる，嚥下困難，流涎，喘鳴，吸気性喘鳴（stridor）などがあります。長期に異物が停滞した場合，体重減少，誤嚥性肺炎の反復などの症状を呈する可能性があります。胃内異物において，大きな異物が幽門を閉塞している場合は嘔吐や経口摂取困難などが出現します。

　腸内まで通過した際も多くの場合は無症状ですが，異物による閉塞や穿孔を起こした際は，嘔吐，腹痛などの症状を呈します。消化管異物は無症状のことも多く，無症状であっても否定はできません。

2 検 査

　異物誤飲が疑われる場合，正面と側面2方向の胸部・腹部X線検査を施行します。異物がX線非透過性の場合，部位が特定できるのは約6割とされていますが，X線透過性異物の場合も食道での液面形成など間接的に異物の存在を示唆する所見がないか，消化管穿孔を示唆するfree airがないかなどを確認します。

　ただし12歳以上で，1.2cm以下のボタン電池単体の誤飲であればX線検査は必須ではありません（10～14日程度の経過観察後も排出が確認できない場合はX線での位置確認が必要）[5]。症状があるときや，危険な物（幅2cm以上，長さ5cm以上，鋭利な物）の可能性がある場合，異物の形状が不明な場合などはCTも検討する必要があります。

3 緊急摘出の適応

　異物誤飲で緊急摘出が必要となるのは約1割と頻度は高くありませんが，消化管穿孔のリスクもあり，適応をおさえておく必要があります。緊急摘出の適応は**表2**のよ

表2　緊急摘出の適応

- ●上気道閉塞症状がみられる場合
- ●流涎，嚥下困難など食道の完全閉塞を示唆する症状がある場合
- ●鋭利なもの，5cm以上のもの，高吸水性樹脂が食道または胃内にある場合
- ●ネオジム磁石の場合
- ●ボタン電池が食道内にある場合

うな場合です。また，24時間以上食道内に異物が停滞していたと考えられる場合や，発症時期の特定が困難な場合も，穿孔，瘻孔形成など合併症のリスクが高いため，速やかに異物を除去する必要があります[6, 7]。一般的に，胃内に異物が2週間以上停滞している場合は，その後幽門を越えるのは困難と思われるため，摘出の適応となります。

4 各異物別の対処法

代表的な異物のマネジメントに関しての注意点を以下に示します。

1) 硬貨

食道内にあっても，嚥下に問題なく，呼吸器症状もなければ24時間まで経過観察可能[8, 9]です。20～30％で経過観察中に胃への脱落がみられ，食道下部1/3以遠であり年齢が高いほど自然脱落の可能性が高くなります。誤飲から24時間後も停滞する場合，また症状がある場合や誤飲した時期が不明の場合は，摘出の適応となります。

胃内にある場合は合併症をきたす可能性が低いため経過観察可能ですが，1週間に1回X線検査で位置を確認し，4週間経過をみても胃内に停滞する場合は内視鏡的摘出を検討しましょう。

2) ネオジム磁石（図1）

1個の誤飲の場合でも金属製のベルトやボタンを吸着する可能性があり，食道や胃内であれば摘出を検討します。ただし，金属製のベルトやボタンに近づかないようにする，磁石の個数を見誤らないように正面・側面の胸部・腹部X線をフォローするなどの条件下で経過観察することも可能です。複数個誤飲の場合のアルゴリズムを図3に示します[10]。

3) ボタン電池

物理的な圧迫，化学物質の漏出，放電などにより穿孔や瘻孔を形成する危険性が高く，食道内にある場合は緊急摘出します。特に15～20mm以上はリスクが大きく，注意が必要です。誤飲の場合のアルゴリズムの一例を図4に示します[11]。

4) 鋭利なもの（ヘアピン，針，魚骨など）

穿孔のリスクが高く，食道，胃内，十二指腸の近位にある場合は緊急摘出します。胃内の場合，合併症を起こす頻度は文献によりばらつきがありますが，高いもので35％程度と報告されています[12]。穿孔は回盲部または直腸S状結腸移行部で多くみられます。

小腸以遠へ通過している場合，無症状であれば3日程度で再診，X線検査を施行し停滞している場合は摘出を検討します[10]。腹痛，発熱，嘔吐など穿孔や閉塞を示唆する症状が出現した場合は外科的摘出の適応となります。

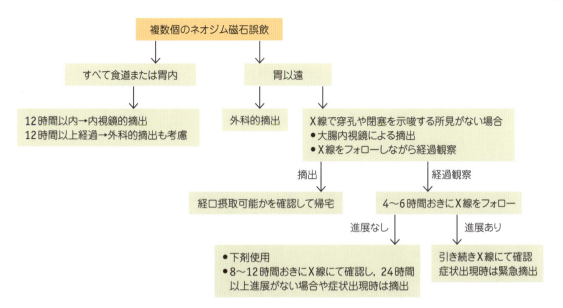

図3 ネオジム磁石誤飲（複数個の場合）のアルゴリズム （文献10より引用）

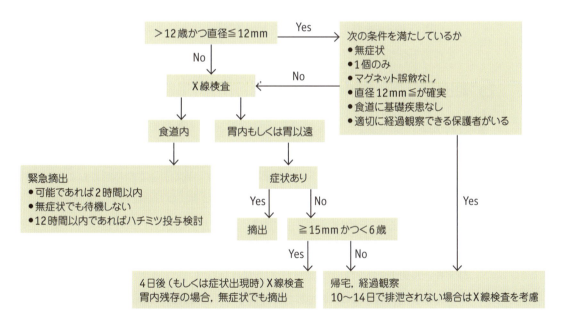

図4 ボタン電池誤飲のアルゴリズム （文献11より引用）

5）長いもの（おもちゃ，歯ブラシなど）

5歳未満であれば2.5cm，5歳以上であれば5cm以上の異物の場合，幽門を越えることは困難であり，摘出の適応となります[13]。

受診時に小腸以遠まで進んでいる場合は，X線検査をフォローしながら経過観察し，停滞する場合は外科的摘出も検討します。

6）高吸水性樹脂（図2）

高吸水性樹脂は腸内で30～60倍まで膨張し腸閉塞を引き起こす可能性があるため，緊急摘出の適応となります。ただし，胃より肛門側へ進んでいる場合は腸閉塞症状（胆汁性嘔吐）が出現しないかどうかを経過観察します。

5 応急処置

ボタン電池誤飲で目撃がある場合や，誤飲してから1～2時間程度の経過と考えられる場合，1歳以上でアレルギーがなければ5～10mLのハチミツをすぐに経口摂取することで食道損傷のリスクを軽減することができます[14]。海外では10分後ごとに10mLずつハチミツを6回まで摂取するように推奨するガイドラインもあります[5]。

処置の可能性を考えた場合，絶飲食が必要とも考えられますが，食道損傷のリスクを考慮するとハチミツを服用する利益のほうが不利益を上回るでしょう。

6 摘出方法

1）内視鏡

軟性と硬性内視鏡がありますが，よく使用されるのは軟性内視鏡です。粘膜の損傷を観察できることがメリットとして挙げられます。異物の個数や種類にもよりますが，一般的には全身麻酔下で行われます。ポリープ用スネア，把持鉗子，先端透明フードなどを用いることができます。鋭利なものを除去する場合は，食道粘膜を保護するためフードを使用します。

2）マギール鉗子

上部食道括約筋より口側で異物が停滞している場合は，喉頭展開をして直視下に異物を除去できることがあります。喉頭鏡ではっきりと見えない場合でも，比較的容易に硬貨を除去できるとする報告もあります[15]。

3）ブジー

異物を胃内に押し込む方法です。全身麻酔や鎮静なしで施行可能ですが，適応は食道粘膜を傷つける危険性がない物，鋭利ではない物，小さい物に限定されます。内視鏡が施行できる場合は推奨されません。

4) マグネットカテーテル

食道，胃内の金属製異物，ボタン電池，磁石の摘出に用いられます。鎮静やそのための静脈路確保が不要なため，すばやく施行できます。特にボタン電池の摘出に関しては，そのほかの方法と比較して成功率が高いこと知られています[16]。しかし，口腔内まで異物を引き上げることができた場合でも，体動などにより異物が落下し誤嚥するリスクがあるため，注意が必要です。

5) foleyカテーテル

食道異物の除去に古くから用いられている方法で，透視下に行います。カテーテルを異物より肛門側まで進め，その後バルーンを膨らませてカテーテルを引き上げていくことで異物を摘出します。鋭利でない物，小さい物に適応は限られ，施行は誤飲から24～72時間以内に限られます。

食道が直接観察できないため，粘膜を損傷する危険性，また気道への異物脱落の危険性があるため，安全性の面から内視鏡が施行できる場合は推奨されません[17]。

ピットフォール

誤飲の目撃がない場合でも，疑わしい症状をみた場合には異物誤飲を鑑別疾患に挙げる必要があります。嘔吐，喘鳴など小児領域で頻度の高い主訴でも，下痢がなく嘔吐のみが遷延する，喘息の治療に反応しない，または長引く喘鳴など，経過が喘息や胃腸炎などのコモンな疾患としては非典型的な場合，消化管異物も鑑別疾患として想定しましょう。

本人・家族への説明で特に注意すること

帰宅，経過観察可能と判断した場合も，下記を必ず伝えましょう。

- 嚥下困難，腹痛，嘔吐などの症状出現がないかに注意し，それらの症状が出現した場合は再診する必要がある。
- 乳幼児の口には最大3cm程度のものが入る可能性があり，今後ボタン電池，磁石などを含めて誤飲しうる可能性のあるものを手の届く範囲に置かないようにする。

文献

1) Orsagh-Yentis D, et al:Foreign-Body Ingestions of Young Children Treated in US Emergency Departments:1995-2015. Pediatrics. 2019;143(5). pii:e20181988.

2) 厚生労働省:家庭用品等に係る小児の誤飲事故に関する報告. 2017年度 家庭用品に係る健康被害病院モニター報告.
[https://www.mhlw.go.jp/content/11124000/000451980.pdf]

3) 国民生活センター:強力な磁石のマグネットボールで誤飲事故が発生─幼児の消化管に穴があき，開腹手術により摘出.
[http://www.kokusen.go.jp/news/data/n-20180419_1.html]

4) 国民生活センター:幼児が水で膨らむボール状の樹脂製品を誤飲─十二指腸閉塞，開腹手術により摘出.[http://www.kokusen.go.jp/news/data/n-20151001_1.html]

5) National Capital Poison Center Button Battery Ingestion Triage and Treatment Guideline.
[https://www.poison.org/battery/guideline]

6) Uyemura MC:Foreign body ingestion in children. Am Fam Physician. 2005;72(2):287-91.

7) Başer M, et al:Primary aortoduodenal fistula due to a swallowed sewing needle:a rare cause of gastrointestinal bleeding. Ulus Travma Acil Cerrahi Derg. 2007;13(2):154-7.

8) Soprano JV, et al:The spontaneous passage coins in children. Arch Pediatr Adolesc Med. 1999;153(10):1073-6.

9) Soprano JV, et al:Four strategies for the management of esophageal coins in children. Pediatrics. 2000;105(1):e5.

10) Kramer RE, et al: Management of ingested foreign bodies in children: a clinical report of the NASPGHAN Endoscopy Committee. J Pediatr Gastroenterol Nutr. 2015;60(4):562-74.

11) Litovitz T, et al: Emerging battery-ingestion hazard: clinical implications. Pediatrics. 2010;125(6):1168-77.

12) Vizcarrondo FJ, et al:Foreign bodies of the upper gastrointestinal tract. Gastrointest Endosc. 1983;29(3):208-10.

13) Velitchkov NG, et al:Ingested foreign bodies of the gastrointestinal tract:retrospective analysis of 542 cases. World J Surg. 1996;20(8):1001-5.

14) Anfang RR, et al:pH-neutralizing esophageal irrigations as a novel mitigation strategy for button battery injury. Laryngoscope. 2019;129(1):49-57.

15) Janik JE, et al:Magill forceps extraction of upper esophageal coins. J Pediatr Surg. 2003;38(2):227-9.

16) Ham PB 3rd, et al:Analysis of 334 Cases of Pediatric Esophageal Foreign Body Removal Suggests that Traditional Methods Have Similar Outcomes Whereas a Magnetic Tip Orogastric Tube Appears to Be an Effective, Efficient, and Safe Technique for Disc Battery Removal. Am Surg. 2018;84(7):1152-8.

17) 野坂俊介, 他:小児消化管異物の回収. IVR. 2010;25(1):90-6.

もっと 勉強したい人のために

- Fleisher & Ludwig's Textbook of Pediatric Emergency Medicine. 7th ed. Bachur MD, ed. LWW, 2015.

  小児救急のバイブル的な書です。異物誤飲の項はもちろん，そのほかのchapterもよくまとめられており勉強になります。

14 異物（呼吸器）

Ⅱ 各論　ちょっと迷う場合はこうする！

岸部　峻

ポイント

- 小児の気道異物の診断は疑わないと始まらない（症例の1/3は医療者の判断の遅れにより診断が遅延する）
- 誤嚥のエピソードを詳細に聴取する
- 疑ったら小児の気管支鏡検査のできる専門施設へ迅速かつ安全に搬送する

症例

症例1 2歳男児。5日前からの咳嗽のため近医を受診。左肺野で呼吸音減弱しており，単音声の呼気性喘鳴を聴取。発症時の様子を詳細に聞くと，キャラメルを食べていて突然むせこみ，そのあとに咳嗽，喘鳴が出現した。数分で症状が軽快したため自宅で様子をみていた。胸部X線でHolzknecht徴候あり，気管支鏡を用いて可及的に異物を除去した。

症例2 1歳女児。乳児期より繰り返す喘鳴の指摘あり。発熱3日目，鼻汁・咳嗽のため受診し，胸部X線で右下肺の浸潤影を認め入院。肺炎として1週間の抗菌薬投与を行い退院となった。その後も同部位の繰り返す肺炎のため2カ月で3回入院。胸部CTで右中間幹に低吸収域を認め，気管支異物を疑って専門病院に紹介となった。硬性気管支鏡を用い，ピーナッツを認め，除去した。

小児の特徴

小児の異物誤嚥は，3歳以下の乳幼児で多く，特に1歳での発症が最多です[1]。歩行ができるようになり活動範囲が拡大し，身の回りにあるつかめる物を何でも口に入れることが多くなります[2]。

また，口に物を入れながら泣いたり動き回ったりしてしまうこと，臼歯の発達が未熟で十分に咀嚼できないこと，嚥下能力が未熟なために誤嚥してしまうことが多くなります。男女比では男児のほうが1.7～2.4倍多いです[3]。

1 異物の種類

　異物の種類は，3歳以下の多くはピーナッツや野菜などの食物であるのに対し，4歳以上ではおもちゃやコイン，歯科補塡物などの無機物が多いです[4]。

　気管内に停滞する異物のうち，有機物は蛋白含有濃度が高く，吸水して膨張したり，油分などは気道粘膜を刺激することで浮腫や肉芽を形成したりするため，気道狭窄が進行するリスクがあります。一方で，プラスチックなどの無機物は比較的組織反応が少なく，症状に乏しいため診断に時間を要する可能性があります。

2 異物の介在部位

　気管支異物の介在部位は一般的に右側に多いと言われていますが，小児（特に3歳以下の乳幼児）では，左右差はないか，左に多いとされています。気管支分岐角に左右差はなく，左の入口部のほうがラッパ状に広がっていることなどが原因として考えられています。咽頭・喉頭や上部気管異物の割合は，気道異物全体の5～15％です[5]。

診療

1 病歴から気道異物を疑う

1）誤嚥のエピソードの確認

　症例1のような典型例では，ピーナッツなどの食物や小さなおもちゃなどを口腔内に入れている最中に，泣いたり走ったり転倒したり急激な動作のあと，突然の窒息症状や咳嗽などで発症します。

　異物のサイズが大きい場合，喉頭異物による上気道閉塞となり，choking sign（チョークサイン；図1），チアノーゼなどの窒息症状をきたし，背部叩打・胸部圧迫法やHeimlich法などを含む蘇生処置が必要となります。一方で，異物のサイズが小さい場合，咳嗽や喘鳴などの下気道閉塞に伴う呼吸器症状を示します。

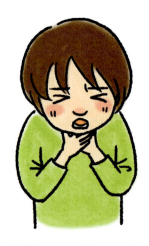

図1　choking sign（チョークサイン）
自分の喉をつかむ，押さえる，指差すなど，窒息が起きたことを人に知らせるサイン

いずれにしても，気道異物を疑うためには成人の目撃情報が最も有用で，むせ返るような激しい咳嗽があれば最も信頼できるサインです。丁寧に問診することで診断がついた症例の70～90％で「むせこんだあとから急に呼吸が…」という誤嚥のエピソードを認めています。また，ピーナッツなどの豆類や小さなおもちゃなどが手の届く範囲になかったか，口に入れて遊んでいなかったか，呼吸器症状が出現した日がいつだったか，closed questionで確認していきます。誤嚥のエピソードがあれば気管支鏡による評価を行うべきですが，エピソードの気管支異物に対する感度79～85％，特異度21～46％であり，エピソードの有無だけでなく症状や身体所見の評価と合わせて評価していく必要があります[6, 7]。

2) 早期診断が重要

症例2のように，診断までに時間を要する症例が報告されており，1/3は家族の判断，1/3は医療者の判断の遅れにより診断が遅延する可能性があることに留意します[8]。

長期介在異物の場合，内視鏡的に摘出できなければ外科的治療を行う必要があり，異物嵌入部の気管支壁を切開して異物を摘出します。炎症や嵌入の程度が強い場合は肺葉あるいは片肺切除が行われる場合もあるため，可能な限り早期に治療したいところです。

2 症状や身体所見から気道異物を疑う

1) 初 期

突然の咳嗽，窒息，嗚咽，嘔気が誤嚥とともに生じますが，数分～30分程度で一度軽快することが多く，啼泣や体動に伴って異物が移動すると再度症状が繰り返し起こります。

2) 無症候期

異物が気管支のどこかに停滞すると刺激反射が和らぐため，症状はおさまります。1日～数週間とも言われています。一見異常がなさそうに見えますが，最も危険であり，診断が遅れたり，異物を見逃したりします。

3) 合併症期

停滞する異物による閉塞性，異物に含まれる物質により化学性あるいは感染性炎症をきたします。4～7日以内の診断では64％，1カ月以上の診断では95％，肺炎・膿瘍，無気肺，肺気腫，気管支拡張などを合併し，発熱，咳嗽，喘鳴，血痰などの症状が出現します[9]。治療抵抗性・反復性の無気肺や肺炎などから診断に至る例もあります。

4) 臨床症状

気道異物の臨床症状については**表1**のように多彩です[10~12]。感度が高い所見として，発作性の咳嗽や窒息によるチアノーゼがあります。古典的三徴である喘鳴，咳嗽，呼吸音の減弱について，すべて満たす症例は57%です[13]。

気道異物の残存する部位により症状は変化しますが，気道狭窄によって生じた乱流のため，喉頭・気管では吸気性，気管下部では吸気性と呼気性，気管支では呼気性の喘鳴を呈することが多いです。異物の嵌入部位により局所的な単音性喘鳴となるため，再現性があるかどうか繰り返し聴診して確認します（喘鳴の気管支異物に対する感度10~60%，特異度40~87%）。

表1 気道異物の臨床症状と発現頻度

むせこむような激しい咳	22~88%
choking sign	49~77%
呼気性喘鳴	40~88%
吸気性喘鳴	80~82%
咳嗽	42~72%
嘔吐	47%
呼吸音の減弱	35~51%
嗄声	29%
呼吸困難	18~64%
チアノーゼ	3~29%
発熱	4~23%
呼吸停止	3%

（文献10~12より引用）

5) 呼吸音の聴取

気道狭窄部位の末梢領域では呼吸音が減弱し，気管支異物であれば左右差として認識されやすく，片側呼吸音減弱の気管支異物に対して特異度85~88%，感度65~67%となっています[6,7]。しかし，生理的に気管の配置は対称ではなく，正常人の呼吸音は，前胸壁上方では右側のほうがより大きく聞こえ，背部下方では左側のほうがより大きく聞こえるとされています[14]。

小児の呼気性喘鳴の原因として多い気管支喘息発作は，右下背部から呼吸音が減弱するため，気管支異物との鑑別が必要となることが多いです[15]。また，喉頭・気管異物であれば，吸気性喘鳴（stridor）や全肺野の呼吸音減弱などクループとの鑑別が必要となりますが，エピソードがなく治療抵抗性・反復性であれば，やはり気管支鏡検査を考慮します。

さらに，咽頭異物（特に乳児のフィルム状の異物）では，初期はretchingと呼ばれる嘔吐を促す症状となりますが，異物の移動によって下気道の呼吸器症状と変化していくので診断のポイントとなります。

3 検査所見から気道異物を疑う

1) 単純X線検査

頸部を含めた胸部X線を撮像します。気道異物の多くは食物などのX線非透過性

物質であり，異物によるバルブ機構から生じる二次的な変化がないかみていきます。気管支異物ではチェックバルブ（ball valve現象）となることが多く，末梢肺のair trappingによる過膨張所見が認められます（38〜63%）[16]。

吸気・呼気相の撮像による縦隔陰影の患側移動をみるHolzknecht徴候（図2）が一般的に知られていますが，乳幼児ではうまく撮像できないことも多いです。そのような場合は，患側を下にしてデクビタス撮影の有用性も報告されていますが，感度27%，特異度67%で偽陽性が増す可能性も指摘されています[17]。気道狭窄所見が進むと無気肺（8〜25%），炎症による浸潤影（1〜5%），圧外傷（barotrauma）（7%）を呈します[16]。

ただ，単純X線写真の少なくとも30%が正常所見で，気道異物に対し前述した異常所見の感度68〜76%，特異度45〜67%とされており，臨床的に疑う場合は気管支鏡を含む追加検査を実施すべきです。

透視下で縦隔の移動や，digital subtraction法により異物による気管支途絶像をみることができますが，被曝の問題から適応には注意が必要です。

2）胸部CT／MRI検査

無気肺，気腫像，浸潤影などの二次的な変化だけでなく，異物自体を描出できます。ヘリカルCTの普及によって診断精度が向上しており，MRIは油脂に富む豆類をT1強調画像で高信号域として描出できる特徴があります。

一方で，CTには被曝の問題，MRIは撮影時間が長く鎮静に伴う呼吸状態の増悪の

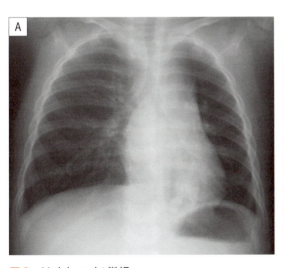
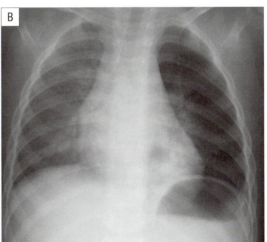

図2　Holzknecht徴候
A：吸気X線，B：呼気X線
1歳女児。枝豆による左気管支異物。吸気で縦隔が左へ移動している。

可能性，そして治療的気管支鏡検査の遅れが指摘されており，救急現場では慎重な対応が必要です[2]。

3）呼吸器核医学検査

患側部位では局所の換気障害から血管攣縮が起こり，健側部位に血流がシフトするため，肺血流シンチグラフィにより血流障害の有無を評価することができます。救急現場では実施しませんが，時間が経過した合併症期に長期介在異物などの評価ができるので有用です。

4 Dispositionを決定する

気道異物を直接診断および摘出するためには気管支鏡検査（軟性，硬性）が必要です。全身麻酔をする必要がありますが，気道異物を疑ったらためらわずに専門治療の可能な高次医療施設に相談・搬送すべきです。少なくとも，**表2**のうち2項目が当てはまれば気管支鏡検査の適応があります[18]。

表2 気管支鏡検査の適応 "2 of 3 rule"

病 歴	● 突然の咳嗽や誤嚥の病歴 ● 誤嚥後のチアノーゼや持続する咳嗽
診 察	● 片側の喘鳴やエア入り減弱
検 査	● 単純X線検査で過膨張 ● 区域性無気肺 ● 縦隔の偏位 ● 透視法で陽性所見

（文献18より引用）

搬送時には，呼吸状態の把握と可及的に安全な管理が必要です。喉頭異物による窒息状態であれば蘇生的な処置が必要となりますが，そうでなければ必要に応じて酸素投与を行い，患児が最も落ちつけるような環境（母の抱っこ，好きなビデオを観るなど）で上体を挙上させて楽な姿勢をとらせます。

異物の移動により急変する可能性もあるため，搬送には原則として医師が同乗するか，ドクターカーでの搬送依頼を行います。蘇生的な処置対応として，気管挿管やマギール鉗子の準備，患児の禁飲食指示を忘れずに行います。

ピットフォール

本人の訴えがなく，突然の窒息症状や誤嚥など成人の目撃エピソードがない場合があります。医師が促さないと本人も家族も話さないことがあるため，closed questionで下記の点を確認します。

・むせこんだり息詰まったり，異物誤嚥を疑う場面を目撃した
・口に何かを入れていた前後で発症した

- 異物のリスクになる豆類などを摂取していた
- 発症時に周囲に異物になりうるものがあった

無症状期に受診しているかもしれないので，病歴・通院歴を丁寧に確認しましょう。また，反復・遷延・治療抵抗性の呼吸障害の裏に異物の可能性があるため，長引く咳嗽や喘鳴，遷延する無気肺，同じ部位の繰り返す肺炎をみたら疑うことから始めます。

小児の気道異物に対応できる施設は多くありません。事前に搬送可能な専門施設を調べておきましょう。

本人・家族への説明で特に注意すること

本人や家族を責めるのではなく，支持的に対応（56頁，総論8「事故予防」参照）しましょう。帰宅させる場合は，気道異物の可能性が残っていることを説明し，合併症期の症状を疑う場合は再診してもらうよう指導します。その際，異物除去の方法を含む一次救命処置（basic life support；BLS）指導や，家庭の事故予防について情報提供を行いましょう。

文献

1) Chapin MM, et al：Nonfatal choking on food among children 14 years or younger in the United States, 2001-2009. Pediatrics. 2013；132(2)：275-81.
2) 金子忠弘：気道異物：常に念頭におけ！ 小児科診療. 2015；78(7)：869-74.
3) Sahin A, et al：Inhalation of foreign bodies in children：experience of 22 years. J Trauma Acute Care Surg. 2013；74(2)：658-63.
4) Eren S, et al：Foreign body aspiration in children：experience of 1160 cases. Ann Trop Paediatr. 2003；23(1)：31-7.
5) 我那覇仁：気管・気管支異物. 小児科臨床. 2000；53(12)：2245-50.
6) Martinot A, et al：Indications for flexible versus rigid bronchoscopy in children with suspected foreign-body aspiration. Am J Respir Crit Care Med. 1997；155(5)：1676-9.
7) Hoeve LJ, et al：Foreign body aspiration in children. The diagnostic value of signs, symptoms and pre-operative examination. Clin Otolaryngol Allied Sci. 1993；18(1)：55-7.
8) 遠藤美紀，他：小児喉頭異物における診断の遅れ－症例報告と文献的考察．日小児呼吸器会誌. 2005；16(2)：125-8.
9) Mu L, et al：The causes and complications of late diagnosis of foreign body aspiration in children. Report of 210 cases. Arch Otolaryngol Head Neck Surg. 1991；117(8)：876-9.
10) Sink JR, et al：Diagnosis of Pediatric Foreign Body Ingestion：Clinical Presentation, Physical Examination, and Radiologic Findings. Ann Otol Rhinol Laryngol. 2016；125(4)：342-50.
11) Pinto A, et al：Tracheobronchial aspiration of foreign bodies：current indications for emergency plain chest radiography. Radiol Med. 2006；111(4)：497-506.

12) Chiu CY, et al：Factors predicting early diagnosis of foreign body aspiration in children. Pediatr Emerg Care. 2005；21(3)：161-4.

13) 西村　章：側臥位胸部単純X線写真により診断できた気道異物の1例. 小児科臨床. 2006；59(5)：991-4.

14) Orient JM：16章胸部 4. 聴診. サパイラ 身体診察のアートとサイエンス. 原書第4版. 須藤　博, 他, 監訳. 医学書院, 2013, p391.

15) Kliegman RM, et al：Chapter 169. Childhood Asthma. Nelson Textbook of Pediatrics. 21st ed. ELSEVIER, 2020, p1189.

16) Silva AB, et al: Utility of conventional radiography in the diagnosis and management of pediatric airway foreign bodies. Ann Otol Rhinol Laryngol. 1998；107(10 Pt 1)：834-8.

17) Brown JC, et al：The utility of adding expiratory or decubitus chest radiographs to the radiographic evaluation of suspected pediatric airway foreign bodies. Ann Emerg Med. 2013；61(1)：19-26.

18) Heyer CM, et al：Evaluation of clinical, radiologic, and laboratory prebronchoscopy findings in children with suspected foreign body aspiration. J Pediatr Surg. 2006；41(11)：1882-8.

もっと　勉強したい人のために

- Barnett PL：Inhaled foreign body. Textbook of Pediatric Emergency Medicine. 3rd ed. Cameron P, et al, ed. Elsevier, 2018, p160.

  救急外来で役に立つ疾患・症候別の臨床的アプローチを確認できます。

- Hughes DM：Evaluating the Respiratory System. Pediatric Clinical Skills. 4th ed. Goldbloom R, ed. Saunders, 2010, p122.

  小児科外来でのキーポイントが疾患ごとにまとめられています。

II 各論 ちょっと迷う場合はこうする！

15 異物（耳，鼻）

笹岡悠太，伊原崇晃

ポイント

外耳道異物

➡ 外耳道異物のすべてが緊急除去の適応ではない

➡ 異物が見えていても取れないことがしばしばあるが，耳鼻科専門医でなければ深追いせず，手前にある物のみを除去するよう心がける

➡ ボタン電池，穿通性外傷を引き起こす異物，生きている虫，きつく押し込まれている場合は，緊急性が高く，取れない場合は耳鼻咽喉科にコンサルトする

鼻腔異物

➡ 鼻腔異物は気道緊急を起こす可能性があるため，可能な限り取り除く

➡ 病歴や身体診察から異物の存在が強く疑われても異物の位置を特定できない場合や，除去に失敗した場合は，耳鼻咽喉科にコンサルトする

➡ ボタン電池とネオジム磁石（小型の強力磁石。イヤリングなどを装着する際に使用されている）は緊急摘出の対象である

症例

症例1 2歳男児。兄（10歳）と一緒に自宅の子ども部屋で遊んでいた。「弟が耳の中におもちゃを入れてしまった」と兄から報告され，母親が確認したところ，白くて丸いプラスチック製のおもちゃが見えた。自宅で耳かきを用いて取り出そうとしたが，異物と外耳道の間が狭く，うまく取り出せないため受診。患児は安静にしていると機嫌も良く，特に症状はない。自宅での耳かきが痛かったのか，耳孔の観察をしようとしただけで強く泣いて暴れる。

症例2 2歳男児。母親と一緒に公園に行き，砂場で遊び，母親は1m程度離れたところから様子を見ていた。1時間後，帰ろうとした際に患児が鼻声になっていることに母親が気づいた。患児に聞いてみると，どうやら落ちていたBB弾（おもちゃの銃用の弾丸）を鼻の中に入れてしまったようである。母親が観察してもよく見えないため受診。

小児の特徴

1 外耳道異物

　小児の外耳道異物の特徴として，児が耳に物を入れる瞬間を目撃していた場合を除くと，想起するのが難しい点が挙げられます。外耳道異物の症状としては，聴力の低下や耳痛，膿性・血性の耳漏が挙げられます[1]。このような場合は，耳に異物を入れたという訴えがなくても外耳道・鼓膜の観察を怠ってはなりません。症状がない場合は，耳掃除のときに偶然発見されるまで気がつかれないこともあります。

　また，除去の手技には不快感を伴い，器具によっては外耳道や鼓膜を損傷する可能性があるため，処置中の安静保持は重要な懸案事項です。処置に必要な安静保持が困難な際は，適切な鎮静薬（34頁，総論5「鎮静・鎮痛」参照）を用いて安全な手技を行う必要があります。

2 鼻腔異物

　鼻腔異物も症状がなければ気づかれないことがあります。しかし，鼻腔異物は気道異物となる可能性があり，できるだけ早期の発見・除去が望まれます。片側性の膿性鼻汁や鼻閉，鼻腔からの悪臭，鼻出血などがある際には必ず鑑別疾患に鼻腔異物を含めることが重要です。

　鼻腔異物は自分で鼻内に挿入したり，匂いを嗅いだ際に誤って吸引したりすることによって発生します。そのため，通常は危機認識の未発達な乳幼児が対象となりますが，時に年長児でも発生するので留意して下さい[2]。

診 療

1 外耳道異物

　手技に入る前に適切な体位をとります（図1）。仰臥位の状態で患側の耳孔が腹側にくるよう頭を固定します。患児の不安が強い場合は，保護者の膝の上に座って，患側の耳が見えやすいよう横に向かせた状態で保護者の胸に頭部を密着させます。保護者の両大腿で患児の両下肢を挟んで固定し，保護者の両上肢で患児の体幹を抱きかかえる形で固定します。

1）直視下による異物除去

外耳道の異物が直視できる場合に行われます。痛みを伴うことがあり，十分な安静保持を得られない場合は禁忌です。アリゲーター鉗子，耳用鋭匙，直角フックなど，異物の種類や形状によって使いわけます。

外耳道を観察するための光源が重要で，両手を自由にできるヘッドライトのようなものが適切です。

2）洗浄法[3]

外耳道にきつく押し込められていない異物の場合に行われます。鼓膜穿孔が疑われる場合，鼓膜チューブの留置がある場合は禁忌です。そのため，外耳道異物を確認する際に，併せて鼓膜損傷の有無を確認する必要があります。また，水で膨らむ性質のある異物では，洗浄法が失敗した場合も考慮すると，本法による除去は好ましくありません。

洗浄法の手順は下記の通りです。

① 生理食塩水あるいは水道水を，めまい予防のために体温程度の水温に温めておく
② 患児を仰臥位にして固定する
③ 耳介を上後方・外側に牽引しながら耳鏡で鼓膜穿孔がないことを確認する
④ 16〜18Gの静脈留置用カテーテル（コネクタ側だけを1cm残して短く切ったもの）を用意し，20mLのシリンジを接続する
⑤ カテーテルの先端を1cmほど外耳道に挿入し，異物と外耳道壁の間から壁に沿わせるように注水して洗い出し（図2），外耳道を再評価する

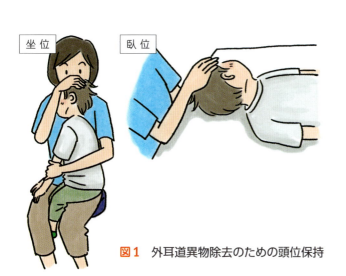

図1　外耳道異物除去のための頭位保持　　図2　外耳道の洗浄法

3) 生きている虫を除去する方法[4]

　　虫を殺すことができれば緊急性は下がります。顕微鏡用油浸オイルなどのミネラルオイルか，2％リドカインを外耳道に注入して1分ほど待ちます。その際に耳介を牽引し，耳珠を押すことで気泡を除去すると効果を高めることができます（図3）。そのあとに器具を使用して除去する方法が一般的です。

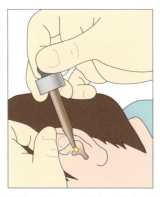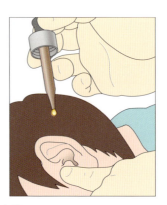

図3　生きている虫を除去する方法

2 鼻腔異物

1) 直視下による異物除去

　　異物が手前にあり直視できる場合は，アリゲーター鉗子や鋭匙，直角型フックなどを用いて取り出します。ヘッドランプなどの光源を用意し，鼻鏡を挿入し，鼻腔を垂直方向に広げて異物を確認します。

　　協力的な患児でも反射的に動いて鼻腔に損傷を与える可能性があるため，頭をしっかりと固定して器具は軽く保持します。

　　体位としては，仰臥位で両上肢を挙上した状態で，頭部を固定する方法（保護者には頭側の患児から顔が見える位置にいてもらう）か，保護者の膝に座り，片方の手を前額部に置き頭を固定し，もう片方の手で体幹を抱え込むように固定して患児の対側の腕をつかみ，患児の両足を保護者の両大腿で挟み込むという方法で固定します（図4）。

2) 陽圧法

　　鼻腔全体を塞ぐくらいの大きさの物で把持が困難な場合に適応となります。2つの手技を紹介します。

　　parent's kiss[5]：親が患児の口に息を吹き込むことで陽圧をかけます。異物が入っていない側の鼻腔を指で優しく塞ぎます。患児の口を親の口で完全に覆い，息を吹き込みます。その陽圧で鼻腔から異物が押し出されます（図5）。ポイントは，短く一瞬

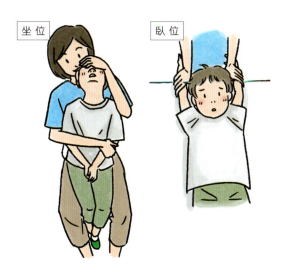
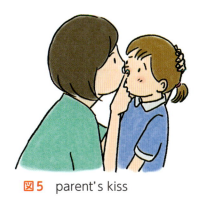

図5 parent's kiss

図4 鼻腔異物除去の頭位保持
臥位においては，頭を振り回さないように腕と一緒に押さえるとよい。

で吹き込むことです。侵襲が少ないため，他の方法を行う前に試みると，完全に除去できなくても前方に押し出すことで除去しやすくなる場合があります。

Beamsley Blaster法[4]：酸素チューブの先端にオリーブ管を接続し，10〜15L/分で酸素を流入させて陽圧をかけます。異物が入っていない側の鼻腔にアダプターを密着させて酸素を流します。その陽圧で鼻腔から異物が押し出されます。

3）吸引法

鼻腔の異物が直視でき，軽くて動きやすい場合に考慮します。標準的な軟らかい吸引チューブで，側孔のある先端部分を切って断端を滑らかにしたものを用います。

カテーテルの先端をゆっくりと挿入して異物に近づけます。その際，奥へと押し込まないように注意して下さい。そのまま密着させて吸引し，異物とともにゆっくりと引き出します。

4）foleyカテーテル[3,4]

鼻腔の異物が直視でき，鼻腔を部分的に閉塞している場合に適応となります。5〜6Frのfoleyカテーテルの先端に潤滑剤を塗布します。異物を押し込まないように注意を払いながら，カテーテルのバルーン部を異物よりも奥へ挿入します。1〜2mLの空気でバルーンを膨らませた状態にして，術者2人でバルーンを膨らませる役割とカテーテルを引き抜く役割というふうに手分けをすると除去しやすくなります。一瞬で前方に引き出すことで異物を引っ張り出します。

ピットフォール

1 外耳道異物

　水分を吸収して膨張する異物の場合，あまり時間を置くと摘出の難易度が増すので注意しましょう。こういったものには，豆のような有機物や，近年おもちゃとして流行しているジェルボールなどがあります。前述のボタン電池，穿通性外傷を起こしうる形状の異物，生きている虫のように緊急性が非常に高い異物ほど患児への負担は大きくありませんが，除去するのはいつでもよいと悠長にしていてはいけない異物です。

　異物除去の手技そのもので鼓膜が傷つくこともありうるので，異物除去後に再度鼓膜損傷の有無を確認して下さい。

　異物除去後に確認すべきもう1つの重要事項として，「他に異物はないか？」が挙げられます。異物は1個とは限らず，発見された孔のみとは限らないため反対の耳や鼻腔も確認しましょう。特に，生きた虫を除去した場合，残存した昆虫の脚が炎症を起こし周囲の組織損傷を起こすことがあるので，虫体のパーツがすべて揃った状態で除去されているかを確認してから処置を終了して下さい。

2 鼻腔異物

　鼻腔異物を除去する場合も患児の協力・安静が重要な要素となります。特に器具を使用して除去する場合，器具で鼻腔内損傷や鼻出血を引き起こす可能性があります。そのため，十分な安全確保が得られないときは鎮静薬の使用を検討します。鎮静薬で安静が保持できれば，鼻腔損傷のリスクは減ります。しかし，鎮静によって咽頭反射の減弱が起こり，鼻腔異物が気道内に落ち込んでしまうリスクが増大することもあり，鼻腔異物除去のために鎮静薬を使用する際は細心の注意を要します[6]。

　外耳道異物と同様に，複数個入っている場合や，他の孔にも入った可能性を考えて確認します。

本人・家族への説明で特に注意すること

1 外耳道異物

　手技を行う前に異物除去の合併症として，外耳道の皮膚損傷・血腫，外耳炎，鼓膜穿孔，耳小骨脱臼，稀に顔面神経麻痺がありうることを説明します。今回は外耳道異

物でしたが，同じものを鼻に入れて気道異物となる可能性がありえたことを説明します。次回の発生を予防するため，6歳以下の児では異物となりうる大きさのものを与えない注意が必要です[7]。小さな損傷や感染のリスクがあるためフォローアップの診察を受けるよう手配しましょう。

2 鼻腔異物

手技を始める前に，鼻腔異物を除去することの重要性を説明します。手技は不快感を伴うため，侵襲を考慮しながら徐々にステップアップします。結果として，多少の出血が生じる場合があること，取れない場合は耳鼻咽喉科の受診が必須であることを事前に説明します。

鼻腔異物の除去は患児にとって負担になる場合が多く，耳鼻科専門医以外には除去できず，専門医にコンサルトせざるをえないことも十分にありえます。本人・家族に不安や不信を与えないためにも，除去手技の重要性（気道異物になる危険性）や不確実性について事前に説明することをお勧めします。

文 献

1) Ansley JF, et al：Treatment of aural foreign bodies in children. Pediatrics. 1998；101(4 Pt 1)：638-41.
2) Lelenk F, et al：Association between the self-insertion of nasal and aural foreign bodies and attention-deficit/hyperactivity disorder in children. Int J Pediatr Otorhinolaryngol. 2013；77(8)：1291-4.
3) Steele D：Foreign body removal from the external auditory canal. Textbook of Pediatric Emergency Procedures. 2nd ed. King C, et al, ed. Lippincott Williams & Wilkins, 2007, p589.
4) Philip B, et al：マイナーエマージェンシー. 原著第3版. 大滝純司, 監訳. 医歯薬出版, 2013, p116-20(外耳道異物), p121-5(鼻腔異物).
5) Purohit N, et al：The 'parent's kiss'：an effective way to remove paediatric nasal foreign bodies. Ann R Coll Surg Engl. 2008；90(5)：420-2.
6) Qureshi AA, et al：The origin of bronchial foreign bodies：a retrospective study and literature review. Eur Arch Otorhinolaryngol. 2009；266(10)：1645-8.
7) Marin JR, et al：Foreign body removal from the external auditory canal in a pediatric emergency department. Pediatr Emerg Care. 2006；22(9)：630-4.

もっと 勉強したい人のために

- Textbook of Paediatric Emergency Medicine. 2nd ed. Cameron P, et al, ed. Churchill Livingstone, 2011.
  手技のピットフォールや本項で紹介した以外の方法についても詳しく書かれています。
- おさえておきたい すぐに使える 子どもの救急手技マニュアル. 井上信明, 編. 診断と治療社, 2014.
  小児の救急手技について成人との違いや準備のコツをわかりやすくまとめた本です。読みやすい上に，細かい注意点なども含めて書かれています。

II 各論 ちょっと迷う場合はこうする！

16 熱中症

木村　翔

ポイント

➡ 体温の評価は「中枢」温で行う

➡ 重症例では「早期」に冷却して38℃台にもっていく

➡ 暑さ指数（WBGT）の啓発を含めて「再発予防」を行う

症 例

13歳男子。バスケットボール部で長距離ランニング中に倒れて，呼びかけに反応がないと救急要請。来院時の意識レベルはGlasgow coma scale（GCS）でE2V1M4，腋窩温は37.8℃だが，直腸温を測定したところ41.3℃。中枢神経障害を認めるためⅢ度熱中症と診断し，20mL/kgの冷却生理食塩水を急速投与，気管挿管を行いながら，急速冷却を開始しPICU入室とした。

小児の特徴

小児は「熱中症弱者」[1]であり，その理由として下記のような特徴が挙げられます。

- 汗腺の発達や自律神経が未熟で，体温調節機能が弱い
- 体表面積が成人に比べて大きく熱せられやすい上に，身長が低いため地面からの輻射熱を受けやすい
- 自分で予防する能力が乏しい上，ナトリウム欠乏性脱水は口渇感が出づらく，水分補給も保護者や指導者が管理する必要がある

診 療

　小児二次救命処置（pediatric advanced life support；PALS）に基づいて第一印象を評価し，続いてABCDE（気道，呼吸，循環，神経学的評価，全身観察）の評価を行います（11頁，総論2「小児のJATECと実臨床との架け橋」表2参照）。脱水が病態

の主座である熱中症では，Cの評価と，後述の通り重症度の評価につながるDの評価が重要になります．熱中症を疑った場合は，『熱中症診療ガイドライン2015』[2]に準拠して，まず重症度を評価しましょう．

1 分類

熱中症とは「暑熱環境における身体適応の障害によって起こる状態の総称」[2]とされています．暑熱環境とは，暑熱曝露あるいは身体運動による耐熱産生の増加を契機とする，とされています．

日本のガイドラインは，従来の分類を一般市民から医療者まで幅広く理解できるように整理されています．従来の分類[3, 4]と日本の分類には一致しない部分もありますが，病態の理解のために両者を比べながら日本の3段階評価をみていきましょう（図1）．

I度熱中症

heat cramps（熱痙攣）：Na喪失に伴い筋攣縮が起こる，いわゆる「こむら返り」で，運動後の発症が典型です．水分を摂取していても，塩分摂取が不足していると起こります．腹筋に同症状が出たときは急性腹症に類似します[3]．塩分・水分の摂取不足であるため，アイスホッケーや水泳でも生じます[5]．

	症状	重症度	治療	臨床症状からの分類	
I度（応急処置と見守り）	めまい，立ちくらみ，生あくび，大量の発汗，筋肉痛，筋肉の硬直（こむら返り），意識障害を認めない（JSC＝0）		通常は現場で対応可能→冷所での安静，体表冷却，経口的に水分とNaの補給	熱痙攣熱失神	I度の症状が徐々に改善している場合のみ，現場の応急処置と見守りでOK
II度（医療機関へ）	頭痛，嘔吐，倦怠感，虚脱感，集中力や判断力の低下（JCS≦1）		医療機関での診療が必要→体温管理，安静，十分な水分とNaの補給（経口摂取が困難なときには点滴にて）	熱疲労	II度の症状が出現した場合，I度に改善がみられない場合，すぐ病院へ搬送する（周囲の人が判断）
III度（入院加療）	下記の3つのうちいずれかを含む（C）中枢神経症状（意識障害JCS≧2），小脳症状，痙攣発作（H/K）肝・腎機能障害（入院経過観察，入院加療が必要な程度の肝または腎障害）(D) 血液凝固異常〔急性期DIC診断基準（日本救急医学会）にてDICと判断〕→III度の中でも重症型		入院加療（場合により集中治療）が必要→体温管理（体表冷却に加え体内冷却，血管内冷却などを追加），呼吸，循環管理，DIC治療	熱射病	III度か否かは救急隊員や，病院到着後の診察・検査により診断される

図1 熱中症分類
JCS：Japan coma scale，DIC：disseminated intravascular coagulation（播種性血管内凝固症候群）

heat syncope（熱失神）：温められた皮膚の血管拡張により血流分布異常が起き，失神，めまいや立ちくらみを起こします。体位変換後にみられることが多いです。

Ⅱ度熱中症（heat exhaustion：熱疲労）

汗で塩分・水分ともに失われることで起こります。頭痛・嘔吐や倦怠感，虚脱感，集中力や判断力の低下［Japan coma scale（JCS）≦1］が疑われる場合は，医療機関受診が勧められます。通常，Ⅱ度熱中症では体温調節機能は維持されているため，体温が39℃以上にはなりづらいと言われており，Ⅲ度熱中症との違いになります。

Ⅲ度熱中症（heat stroke：熱射病）

中枢神経症状，肝・腎機能障害，血液凝固異常などの臓器障害を呈するとⅢ度熱中症です。意識障害は成人ではJCS≧2とされ，小脳失調症状の報告も多い[2]とされていますが，意識レベルの判断が難しい小児ではGCS（69頁，各論1「頭部外傷」表2参照）を用いるとよいでしょう。

入院加療を要し，腎機能，血液凝固異常や，遅れてピークになることがある肝逸脱酵素以外に，電解質，血糖，尿を確認します。筋破壊でK，P，CKの上昇や，尿からの排出でK，P，Mgの低下，融解した横紋筋への沈着や高リン血症に伴うCaの低下を認めることがあります。低血糖がないか，迅速血糖を確認します。尿検査ではミオグロビン尿をみます。

2 治 療

治療のポイントは，①急速な冷却，②循環のサポート，③電解質異常の是正です[3]。

応急処置は，「FIRE」です[6]。Fは「Fluid」で水分と塩分補給，Iは「Ice/Icing」で冷却，Rは「Rest」で安静，Eは「Emergency」で119番通報になります。屋外であれば風通しの良い日陰に，屋内であれば冷房が効いている部屋に移動させ，速やかに体を冷却するとともに衣服をゆるめたり脱がせたりします。

続いて，水分・Naなどの電解質喪失に対する補充を行います。経口摂取が可能であれば，ORS（oral rehydration solution）を行うとよいでしょう。経口摂取が難しければ補液を行います。Na欠乏を伴うので，細胞外液を投与します。

1）高体温

高体温に対しては積極的な冷却を行います。日本の成人に関する研究では，後遺症を残したⅢ度熱中症において38℃台までの冷却時間が長かったことが報告[2]されています。深部体温が38℃台になるまでは，できるだけ早期に目標温度に到達するよう冷却することが望ましいとされています。逆に，38℃台になれば低体温に留意し，クーリングを中止しましょう。

クーリングの方法についてのランダム化比較試験(randomized controlled trial；RCT)はなく，観察研究の結果をもとにされています[7]。

2) 労作性熱中症

年長児やスポーツをしている児の労作性熱中症に対しては，近年，冷水浴(cold-water immersion)が注目されています[5, 7]。15℃以下の冷水に浸し，冷水は常に循環させるかかき混ぜます。その際，バイタルサインと中枢温を3～5分おきに測定するとされています。

3) 年少児

年少児では，蒸散冷却(evaporative cooling)が勧められています[5]。冷水をかけると皮膚の血管収縮とシバリングが起きるので，40℃程度のぬるま湯をかけて扇風機を使用し，蒸発による気化熱を利用します。小児では皮膚から吸収されるため，アルコールによる冷却は避けましょう。そのほかの方法として，頸部・腋窩・鼠径のような大血管周囲の冷却や冷たいシャワーも挙げられます。

4) 様々な冷却方法

上記以外にも，クーリングブランケット(Arctic Sun®など)，冷却補液，腹膜透析，冷水による胃・直腸・膀胱洗浄，中心静脈カテーテルに付属したバルーンに冷生食を還流させるシステム(サーモガード®システム)，体外循環など，様々な治療が報告されています。

冷却時にシバリングを認めた際はベンゾジアゼピンを使用します。

視床下部病変ではないためアセトアミノフェンが無効である上，熱中症自体が肝機能障害を起こしている可能性があるため投与しません。

ピットフォール

発症現場で冷却されていた場合，来院時体温，特に体表温が高体温でないこともあります。必ず中枢温で早期に評価しましょう。また，高温環境下であれば診断は容易ですが，夏場以外に起きることも，また室内で起きることもあります。運動や労働で起きる労作性熱中症と，自動車内に放置されたような環境による非労作性熱中症の2パターンがあることを念頭に置いて問診をしましょう。

熱中症の診断は「除外」診断です。悪性症候群，甲状腺クリーゼ[2]，覚醒剤などの薬物中毒やてんかんによる痙攣重積[3]の除外も心がけましょう。

鑑別疾患の中でも「敗血症」は，ERでの所見が熱中症と類似している一方，早期の血液培養採取や抗菌薬投与が必要で，熱中症とストラテジーが変わってきます。

本人・家族への説明で特に注意すること

補液などで症状が落ちつけば帰宅可能です。「筋肉の痛みが強くなったり，おしっこがコーラ色になったりした場合は，再診しましょう」[8]と説明します。

運動への復帰は1～2週間かけてゆっくりと行うように指導します[5]。

熱中症は環境により起こる疾患のため，帰宅時には再発予防の指導を行いましょう。

熱中症予防の国際基準として用いられている暑さ指数に「湿球黒球温度」（Wet-Bulb Globe Temperature；WBGT）があります。環境省では「環境省熱中症予防情報サイト」[9]を運用し，全国のWBGT予測値や実況値を情報提供しており，メール配信サービスもあります。このような情報をもとに，日常生活や運動の注意点（**表1**）[10]を指導してから帰宅させましょう。

文献

表1 暑さ指数に応じた注意事項

暑さ指数（WBGT）	注意すべき生活活動の目安[*1]	日常生活における注意事項[*1]	熱中症予防のための運動指針[*2]
31℃以上	すべての生活活動で起こる危険性	高齢者においては安静状態でも発生する危険性が大きい　外出はなるべく避け，涼しい室内に移動する	**運動は原則中止**　特別の場合以外は運動を中止する。特に子どもの場合は中止すべき
28～31℃	すべての生活活動で起こる危険性	外出時は炎天下を避け，室内では室温の上昇に注意する	**厳重警戒**　激しい運動や持久走は避ける。積極的に休息をとり，水分・塩分補給。体力のない者，暑さに慣れていない者は運動中止
25～28℃	中等度以上の生活活動で起こる危険性	運動や激しい作業をする際は定期的に十分に休息を取り入れる	**警戒**　積極的に休息をとり，水分・塩分補給。激しい運動では，30分おきくらいに休息
21～25℃	強い生活活動で起こる危険性	一般に危険性は少ないが激しい運動や重労働時には発生する危険性がある	**注意**　死亡事故が発生する可能性がある。熱中症の徴候に注意。運動の合間に水分・塩分補給

＊1：日本生気象学会「日常生活における熱中症予防指針 Ver.3」（2013）より
＊2：日本体育協会「熱中症予防のための運動指針」（2013）より
WBGT：Wet-Bulb Globe Temperature（湿球黒球温度）

（文献10より引用）

1) 日本救急医学会・熱中症に関する委員会：熱中症予防に関する緊急提言（平成30年7月20日）．
 [http://www.jaam.jp/html/info/2018/pdf/info-20180720.pdf]
2) 日本救急医学会「熱中症に関する委員会」：熱中症診療ガイドライン2015．
 [http://www.jaam.jp/html/info/2015/pdf/info-20150413.pdf]
3) Fleisher GR, et al, ed：Textbook of Pediatric Emergency Medicine. 6th ed. Wolters Kluwer/Lippincott Williams & Wilkins, 2010, p725-8.
4) Bouchama A, et al：Heat stroke. N Engl J Med. 2002；346(25)：1978-88.
5) Mangus CW, et al：Heat-Related Illness in Children in an Era of Extreme Temperatures. Pediatr Rev. 2019；40(3)：97-107.
6) 清水敬樹，他：熱中症の治療と予防．日本医事新報．2014；4707：34-7.
7) Gaudio FG, et al：Cooling Methods in Heat Stroke. J Emerg Med. 2016；50(4)：607-16.
8) 上杉泰隆：熱中症．小児内科．2016；48(11)：1836-9.
9) 環境省：熱中症予防情報サイト．[http://www.wbgt.env.go.jp/]
10) 環境省：熱中症環境保健マニュアル2018.
 [http://www.wbgt.env.go.jp/heatillness_manual.php]

もっと勉強したい人のために

熱中症の領域は，日本救急医学会を中心に医師からの情報発信[1,2]が多くされており，一般向けにも環境省など複数の団体から情報[9,10]が発信されているため，十分に基礎知識がある読者も多いのではないでしょうか．そうすると，海外ではどのように扱われているかが気になります．
2002年の総説[4]では熱射病に近い「heat stroke」という用語が用いられていますが，重症に限らず熱中症全体を診療していくべきという流れは海外も同様です．ただし，その用語については様々です．成書をみてみると，『Tintinalli's Emergency Medicine』（chapter210）では「heat emergencies」となっていますし，『Rosen's Emergency Medicine』（chapter133）では「heat illness」，『Textbook of Pediatric Emergency Medicine』[3]も同様に「heat illness」となっています．
この分野の最近のtopicは「cold water immersion」でしょう．この用語以外に「ice water immersion」という用語も使用されており，明確にわけている文献（J Strength Cond Res. 2018；32(3)：764-71.）もありますが，混同されていることも多いのが現状です．英語は難しいですね．

II
各論

ちょっと迷う場合はこうする！

17 動物咬傷

石原唯史

ポイント

➡ 初期の処置を誤れば，高率に感染が引き起こされる

➡ 破傷風予防では，母子手帳を必ず確認せよ

症例

症例1 5歳女児。自宅で飼っているシャム猫と遊んでいたら，顔と腕を引っかかれたため救急外来を受診。いずれの傷も深く，じわじわと出血が続いている。縫合したほうがよいのか，圧迫止血でよいのか……

症例2 3カ月男児。昨日飼い犬に腕を咬まれ，今日救急外来を受診した。右腕に歯型がついている。全身を観察すると，体幹に打撲痕が……

小児の特徴

　動物交渉に対する初期対応に関して，成人と小児で大きな差異はありません。ルーチンの抗菌薬投与は必須ではありませんが，創の状態や深さをよく観察することが重要です。

　予防接種スケジュールで破傷風トキソイドを含む4種混合（3種混合やDTワクチン）の接種推奨年齢が決まっているため，必ず母子手帳を確認しましょう（**表1**）[1]。

診療

　ヒト，特に小児はいろいろな動物に咬まれます。イヌやネコはもちろんのこと，地域によってはマムシやハブに咬まれて受診することもあります。ペットが多様化する現在では，ハリネズミやミニブタなど動物の種類は多岐にわたります。もちろん，子ども同士の喧嘩での受傷や，近親者による虐待も鑑別に挙げなければなりません。"ヒ

ト咬傷"も代表的な動物咬傷です。

まずは，イヌ，ネコ，ヒトの三大咬傷について述べます。

1 三大動物咬傷

1) イヌ咬傷

動物咬傷の中で最も頻度が高く，特に小児では顔面や頸部が狙われることもあり，気道緊急や顔面の整容性が小児特有の問題として挙げられます[2]。イヌの牙は丸みを帯びており，挫滅創となることが多いです。しかし，その深さにより骨折や血管損傷，神経損傷などの合併症を約20％に認めます[3]。イヌの大きさにより創の大きさや深さも変わりますが，牙が深く刺さるような創が最も感染率が高いとされています[4]。

2) ネコ咬傷

イヌにつぎ，2番目に多い動物咬傷です。イヌと異なり牙が鋭利であり，また，爪による引っかき傷も多く，四肢にみられることが多くなります。軽症に見えることも多いですが，深い創になることもあり，感染を高率に起こすとされます。6時間以上放置すると約70％に感染を起こすとも言われており，膿瘍や骨髄炎を引き起こすこともあります[5]。ネコ咬傷において注意すべき感染症は*Pasteurella multocida*です。

3) ヒト咬傷

イヌ，ネコに続き，3番目に多い動物咬傷は"ヒト"です。乳児や幼児同士では訳もわからず咬まれることがあります。また，子どもが成長して大きくなれば喧嘩の拳が歯に当たって受傷することもあります。ヒトによる咬傷は思っている以上に汚染されており，約30％で感染を引き起こすとされています[6]。

2 初療のコツ

まずは，水道の流水でしっかりと洗浄することが重要です。創が深い場合や壊死組織のデブリドマンを必要とするときは，局所麻酔を行ってから念入りに洗浄することが重要です。そうすることで，異物を確実に除去でき，深部までしっかり洗浄することが可能となります。深い創であればあるほど，内部の創観察が重要になってきます。異物の混入がないか，腱や関節などへ創が及んでいないかを確認することは，機能予後にも深く関わってくるため，しっかりと評価しなければなりません。

腱や関節に創が及ぶ場合は専門的な診察や治療が必要となるため，整形外科にコンサルトをしたほうが望ましいでしょう。

表1 日本小児科学会が推奨する予防接種スケジュール（2018年8月1日版）

ワクチン		種類	生直後	6週	2カ月	3カ月	4カ月	5カ月	6カ月	7カ月	8カ月	9〜11カ月	12〜15カ月	16〜17カ月	18〜23カ月
インフルエンザ菌b型（Hib）		不活化			①	②	③						④（注1）		
肺炎球菌（PCV13）		不活化			①	②	③						④		
B型肝炎	ユニバーサル	不活化			①	②					③				
	母子感染予防		①	②					③						
ロタウイルス	1価	生			①	②			（注4）						
	5価				①	②	③				（注5）				
4種混合（DPT-IPV）		不活化				①	②				③		④（注6）		
3種混合（DPT）		不活化				①	②				③		④（注6）		
2種混合（DT）		不活化													
ポリオ（IPV）		不活化				①	②				③		④（注6）		
BCG		生							①						
麻疹・風疹混合（MR）		生												①	
水痘		生											①		②
おたふくかぜ		生											①		
日本脳炎		不活化													
インフルエンザ		不活化							毎年（10, 11月などに）① ②						
ヒトパピローマウイルス（HPV）		不活化													

凡例:
- 定期接種の推奨期間
- 定期接種の接種可能な期間
- 任意接種の推奨期間
- 任意接種の接種可能な期間
- 添付文書には記載されていないが，小児科学会として推奨する期間
- 健康保険での接種時期

幼児期				学童期/思春期				
2歳	3歳	4歳	5歳	6歳	7歳	8歳	9歳	10歳以上
(注2)								
(注3)								
(7.5歳まで)								
(7.5歳まで)								
⑤(注7)						⑥11～12歳(注8)		
						11歳①	12歳	
(7.5歳まで)								
⑤(注9)								
②(注10)								
(注11)								
②(注12)								
①②	③	(7.5歳まで)		④9～12歳				
13歳より①								
				(注13)	小6	中1①②③(注14)		中2～高1

（文献1より抜粋）

3 一期的閉鎖を行う場合

　一期的閉鎖を行うか否かは創の状態によります。以下の条件を満たす場合は一期的閉鎖を考慮してもよいとされています。

　①感染していない

　②受傷後6時間以内（顔面の場合は24時間以内）

　③顔面や頭部の場合。血流がよいため感染が起きにくく，整容的観点から，閉鎖することが多い

　一期的閉鎖をめざす場合は，しっかりと洗浄し，壊死組織のデブリドマンを行い，抗菌薬投与を行います。2〜3日に1回，創部フォローは欠かさず行いましょう[7]。発赤や腫脹などの感染徴候がみられた場合には，創部をオープンにし，洗浄・デブリドマンを行います。

　手指の関節部などは感染しやすいので，一期的縫合は避けたほうがよいでしょう[8]。イヌ咬傷では手指以外だと一期的縫合が可能と考えられていますが，ネコ咬傷では感染率が高いため，顔面以外の一期的縫合は避けたほうがよいとされています[8]。

4 一期的閉鎖を行わない場合

　一期的閉鎖を行わない場合は，創をオープンにして，しっかりドレナージをします。

　以下の場合，専門的な対応が必要となるため，整形外科や形成外科，皮膚科などへのコンサルトを躊躇しないようにしましょう。

　①骨や腱，関節へ達する深い創

　②顔面の複雑な裂傷

　③神経や血管の損傷がある場合

　④汚染や感染の程度が強いもの

5 予防的抗菌薬投与

　予防的抗菌薬は感染予防に無効であるという報告もあり，ルーチンでの使用は推奨されていません[5]。しかし，ネコ咬傷やヒト咬傷では高率に感染を引き起こすこともあり，**表2**[7]のようなハイリスクの場合では抗菌薬の使用は必須です。

　イヌ・ネコでは口腔内常在菌である*Pasteurella*が問題となります。そのほか，口腔内常在菌である*Eikenella corrodens*や，皮膚常在菌であるブドウ球菌やレンサ球菌が原因菌となりえます。

　内服抗菌薬として用いられるのは，アモキシシリン・クラブラン酸（アモキシシリン

表2 動物咬傷による感染の危険因子

動 物	ネコ，ヒト，霊長類
受傷部位	手，関節部，下腿
受傷形態	穿通創，挫滅創，異物混入，6時間以上経過した創
患者因子	易感染性，新生児，予防接種未接種

（文献7をもとに作成）

30～60mg/kg/日 分3）で，受傷早期から3～5日間継続内服をさせます。わが国ではアモキシシリンの含有量が少なく，追加処方が必要となるため，アモキシシリン（90mg/kg/日 分2）を追加処方することが推奨されています[5]。

第1世代セフェム系薬は，*Pasteurella*菌には効果はありません。既に感染が成立している場合には，必要に応じてデブリドマンや排膿に加え，経静脈的抗菌薬投与を行います。経静脈的抗菌薬はアンピシリン/スルバクタム（100～150mg/kg/日）や，セフトリアキソン（30～60mg/kg/日）＋クリンダマイシン（15～25mg/kg/日）で加療を行います。

6 破傷風予防

現在でも年間100例程度発生しており，死亡率は20～50％に上ります。

日本では4種混合（DPT-IPV）が定期接種に指定されており，以下のスケジュールで接種するように推奨されています（**表1**）[1]。

- 生後3カ月から，4週あけて3回接種する
- 12～18カ月の間に追加接種を行う
- 11～12歳で2種混合（DT）の追加接種を行う

しかし，必ずしもスケジュール通りに接種していない小児もいるため，必ず保護者に問診し，母子手帳の確認を忘れないようにしましょう。中には，いかなるワクチンも接種していない家族もいるため，注意は必要です。

破傷風トキソイドおよび抗破傷風ヒト免疫グロブリンは，おおむね以下の方針で投与を考慮します。

「A：きれいな創」と「B：汚染の強い創」の大きく2つにわけて考えます[9]。

① トキソイドの投与履歴が3回以上＋最終投与から5年未満

　➡ A・B：予防投与不要

② トキソイドの投与履歴が3回以上＋最終投与から5～10年未満

　➡ A：予防投与不要，B：トキソイドのみ

③トキソイド投与履歴が3回以上＋最終投与から10年以上

　　➡A・B：トキソイドのみ

④トキソイド投与履歴が3回未満，もしくは不明

　　➡A：トキソイドのみ，B：トキソイド＋グロブリン

　古い釘を踏んだり，汚い土壌であったり，野良犬であったりと様々な要因が複雑に関与するため，状況に応じて破傷風トキソイド，抗破傷風ヒト免疫グロブリンの投与を考えなければなりません。

　また，アナフィラキシーショックを起こすこともあるので，抗破傷風ヒト免疫グロブリンは急速静注せず，ゆっくり点滴投与します。

　狂犬病は，1956年以降，輸入例を除き国内での感染はありません。そのため国内での受傷については，狂犬病ワクチンは必要ありません。

ピットフォール

1 患児の抵抗

　大人であれば創部の洗浄は我慢できますが，乳幼児や小学生では処置の際に泣き叫び，激しい抵抗に遭うことがあります。幼児期以降であれば処置前のプレパレーションも有効なので，患児にもわかるように説明しながら本人の心の準備を整えてあげることも，スムーズに処置を行うために有効です。患児が泣き叫び嫌がるという理由で，洗浄や処置を不十分にすませてしまうのは，絶対に行ってはならないことです。

2 予防接種歴

　年齢により予防接種の推奨時期は決まっていますが，必ずしも全員がスケジュール通りに予防接種をしているとは限りません。病気や引越しで予防接種のタイミングを逃してしまうことや，保護者の希望で予防接種をしていないこともあります。予防接種の確認は，必ず問診だけではなく母子手帳で行うことを心がけましょう。

3 虐 待

　受傷起点があいまいであったり，受診までの時間が長かったり，保護者の言うことがあいまいな場合のヒト咬傷や動物咬傷では，必ず虐待を鑑別に挙げなければなりません。患児の身なりや，そのほかの外傷がないか，全身観察をすることも虐待の早期認識へつながります。

本人・家族への説明で特に注意すること

　どれだけしっかり洗浄して処置しても，また抗菌薬を使用しても，感染を生じる可能性があることをしっかり説明しましょう。安易に「抗菌薬を飲めば大丈夫ですよ」とは決して言ってはいけません。受傷後1〜2日目に発赤，腫脹，発熱などが出現する場合が多く，その際は速やかに医療機関を受診するように指導しましょう。

　また，水道水でよいので，自宅でもしっかりと洗浄し，清潔に保つことが重要であることを伝えましょう。

文 献

1）日本小児科学会ホームページ：日本小児科学会が推奨する予防接種スケジュール.
　[https://www.jpeds.or.jp/uploads/files/vaccine_schedule.pdf]

2）Schalamon J, et al：Analysis of dog bites in children who are younger than 17 years. Pediatrics. 2006；117(3)：e374-9.

3）Hutson HR, et al：Law enforcement K-9 dog bites：injuries, complications, and trends. Ann Emerg Med. 1997；29(5)：637-42.

4）Talan DA, et al：Bacteriologic analysis of infected dog and cat bites. Emergency Medicine Animal Bite Infection Study Group. N Eng J Med. 1999；340(2)：85-92.

5）Medeiros I, et al：Antibiotic prophylaxis for mammalian bites. Cochrane Database Syst Rev. 2001；(2)：CD001738.

6）Turner TW：Evidence-based emergency medicine/systematic review abstract. Do mammalian bites require antibiotic prophylaxis? Ann Emerg Med. 2004；44(3)：274-6.

7）Fleisher GR：The management of bite wounds. N Eng J Med. 1993；340(2)：138-40.

8）Aziz H, et al：The current concepts in management of animal (dog, cat, snake, scorpion) and human bite wound. J Trauma Acute Care Surg. 2015；78(3)：641-8.

9）Broder KR, et al：Preventing tetanus, diphtheria, and pertussis among adolescents：use of tetanus toxoid, reduced diphtheria toxoid and acellular pertussis vaccines recommendations of the Advisory Committee on Immunization Practices (ACIP). MMWR Recomm Rep. 2006 24；55(RR-3)：1-34.

もっと　勉強したい人のために

● Buttaravoli P, 他：マイナーエマージェンシー. 原著第3版. 大滝純司, 監訳, 齊藤裕之, 医歯薬出版, 2015.

　　咬傷のみならず，肘内障や異物除去の方法など，小児救急を実践する上では外せない一冊です。

索引

数字

2 of 3 rule（気管支鏡の適応）**182**

3C（予防すべき優先度が高い事故）**57**

3E（WHOの事故予防アプローチ）**58**

3M™ ステリストリップ™ **24**

3M™ プリサイス™ビスタ ライト **29**

4'-O-methylpyridoxine **157**

4種混合ワクチン（DPT-IPV）**203**

5P（コンパートメント症候群の症状）**136**

5の法則（熱傷面積）**164**

9の法則（熱傷面積）**164**

欧文

A

ABCDEアプローチ
　PALSの―― **9, 11, 192, 160**
　中毒の―― **148**
　ぱっと見る―― **11**

ABLS；advanced burn life support **166**

abuse **55**

ALARA；as low as reasonably achievable **66**

anterior humeral cortical line **133**

Arctic Sun® **195**

Artzの基準 **165**

ASA physical status classification **37**

auricular block **93**

AVPU **11, 108, 148**

B

ball valve現象 **181**

BATiC；Blunt Abdominal Trauma in Children **120**

Baxter法 **162**

Beamsley Blaster法 **189**

Beckの三徴 **114**

bFGF；basic fibroblast growth factor **164**

BLS；basic life support **183**

C

CHILD ABUSE **55**

Child Firstの原則 **53**

choking sign **178**

ciTBI；clinically important traumatic brain injury **71**

closed question **53, 179, 182**

cold-water immersion **195**

CPT；Child Protection Team **54, 65**

CRT；capillary refilling time **12**

crying infant **90**

D

DAI；diffuse axonal injury **68**

Disposition **151, 182**

DOPE **108**

Drehmann徴候 **140**

E

early post-traumatic seizure **68**

Eikenella corrodens **202**

evaporative cooling **195**

F

Faces Pain Scale **35**

FAST；focused assessment with sonography for trauma **113, 119**

fat pad sign **133**

FIRE（熱中症の応急処置）**194**

FLACC scale **35**

foleyカテーテル **175, 189**

frog leg position **127**

G

GCS；Glasgow coma scale **74, 163, 192**
　乳幼児の―― **69**

growing skull fracture **67**

Gustilo分類 **141**

H

hair apposition technique **28**

heat cramps **193**

heat exhaustion **194**

heat stroke **194**

heat syncope **194**

Holzknecht徴候 **177, 181**

I

Injury Alert **62**

IVR；interventional radiology **110, 120**

J

JATEC；Japan Advanced Trauma Evaluation and Care **8, 140**
　――のABCDEアプローチ **10**

JCS；Japan coma scale **194**
　乳児の―― **69**

K

Kehr's sign **121**

L

lap belt injury **118**

late post-traumatic seizure **68**

Le Fort型骨折 **96**

LET（局所浸潤麻酔の合剤）**33**

Lisfranc関節損傷 **143**

Lund＆Browderの法則 **164**

M

maltreatment **55, 105**

Monteggia骨折 **135**

MSW；medical social worker **152**

MTP；massive transfusion protocol **49**

multimodal analgesia **36**

N

neglect **55**

neuroimaging decision rules **71**

NISPP；National Injury Surveillance and Prevention Project **57**

non-accidental trauma **88**

NOM；non-operative management **121**

NPPV；noninvasive positive pressure ventilation **112**

O

occult pneumothorax **115**

open question **53**

ORS；oral rehydration solution **194**

P

PALS；pediatric advanced life support **9, 11, 192**
parent's kiss **188**
Parkland法 **162**
Pasteurella **202**
　　── *multocida* **199**
PECARN；Pediatric Emergency Care Applied Research Network **71, 74, 120**
　　── criteria **72**
PEEP；positive end-expiratory pressure **161**
primary injury **68**
primary survey **8, 109**
procedural sedation **34**
PT-INR；prothrombin time-international normalized ratio **46**

R

raccoon eyes **67**
RAPD；relative afferent pupillary defect **83, 89**
retching **180**
RICE（骨折の応急処置）**145**

S

Salter-Harrisの分類 **131, 140, 142, 143**
secondary injury **68**
secondary survey **8**
seidel sign **91**
shared decision making **75, 76**
SOAP ME **39**
Stockinette-Velpeau **133**
stridor **171, 180**
sucking chest wound **112**
swinging flashlight test **83, 92**

T

TACO；transfusion-associated circulatory overload **49**
TEN-4 **122**
Tillaux骨折 **143**
toddler killer drug **148**
Toddler's fracture **140, 143, 145**
tongue blade test **85**
TRALI；transfusion-related acute lung injury **48**

triplane骨折 **143**
TSS；toxic shock syndrome **166**

V

Volkmann拘縮 **136**
V/Q不均衡 **111**

W

WBGT；Wet-Bulb Globe Temperature **196**

和文

あ

アセトアミノフェン **147**
アセトン **156**
アモキシシリン・クラブラン酸 **202**
アルギン酸塩 **21, 23**
　　──創傷被覆材 **95**
アンピシリン／スルバクタム **203**
暑さ指数 **196**
圧痛 **144**

い

いじめ **136**
イヌ咬傷 **199**
胃洗浄 **149**
異物 **169, 170, 177, 178**
　　──（呼吸器）**177**
　　──（消化管）**169, 171**
　　──（耳，鼻）**185, 186, 190**
　　──の吸引法 **189**
医療機器の不具合 **108**
医療ソーシャルワーカー **152**
痛み **117**
一次性傷害 **68**
一次評価（PALS）**9**
一期的閉鎖 **202**
咽頭異物 **180**
陰部外傷 **125**

う

ヴェルポー包帯固定 **132**
運動器疾患 **138**
運動神経簡単チェック法 **132**
運動麻痺 **131**

え

エピネフリン **33**
永久歯列 **100**
鋭的損傷 **126**
栄養 **166**
塩基性線維芽細胞成長因子 **164**

お

おもちゃ **174, 185**
嘔吐 **169**

か

カリフラワー耳 **94**
カルトスタット® **23, 95**
ガーゼ **22**
過回内法 **135**
化学眼外傷 **92**
加速・減速外傷 **68**
下腿骨折 **77**
回外屈曲法 **135**
開口障害 **85**
開放骨折 **140**
開放性気胸 **112**
海綿体損傷 **127**
外因性疾患 **1, 4**
外陰部血腫 **127**
外固定 **136**
外耳道洗浄法 **187**
外傷後痙攣 **68**
外傷初期診療ガイドライン日本版（JATEC）**8, 140**
外傷性視神経症 **92**
外傷評価 **95**
外用薬 **165**
咳嗽 **177**
角膜損傷 **90**
片肺換気 **111**
活性炭 **149**
学校復帰 **78**
感覚障害 **85**
感覚麻痺 **131**
感染 **166, 199, 205**
　　──防護 **94**
感冒薬 **147**
換気血流比 **111**
関節可動域制限 **139**
関節突起骨折 **85**
陥没骨折 **67**
眼窩骨折 **84**
眼窩底（下壁）骨折 **84, 96**
眼窩吹き抜け骨折 **84, 86**
眼外傷 **88**
眼球運動障害 **84**
眼球破裂 **91**
顔面外傷 **81**

顔面神経麻痺　85, 96
顔面熱傷　160

き
キシロカインゼリー®　82
気管支鏡検査　182
気管支喘息発作　180
気管支ブロッカー　111
気道内出血　111
気道熱傷　159, 160
気道閉塞　111
虐待　12, 51, 55, 108, 109, 118, 122, 136, 151, 204
　　——による外傷の種類　52
　　——による口腔内外傷　104
　　——による頭部外傷　68, 70
　　——の情報収集　52
　　——の身体所見　51, 70
　　——の病歴　51
　　——の問診　52, 70
吸気性喘鳴　171, 180
急性呼吸窮迫症候群　161
急性硬膜下血腫　68
急性硬膜外血腫　68
急性肺障害　161
距骨骨折　143
胸郭コンプライアンス　108
胸腔ドレナージ　113
胸部CT／MRI検査　181
胸部外傷　108
　　——アルゴリズム　110
狂犬病　204
局所浸潤麻酔　33
局所麻酔　15, 26, 29, 88
　　——薬　16
緊張性気胸　108, 113
筋力低下　139
銀杏　154, 157

く
クーリングブランケット　195
クリンダマイシン　203
クループ　180

け
ケタミン　38, 88
ケタラール®　88
ゲーベン®クリーム　165
解毒薬　150
脛骨顆間骨折　143

脛骨近位端骨折　143
脛骨骨幹部骨折　143
血管造影　144
血胸　113

こ
コンパートメント症候群　132, 136
股関節骨折　141
股関節脱臼　141
呼気終末持続陽圧　161
呼気性喘鳴　180
呼吸音減弱　180
呼吸不全　113
鼓室内血腫　96
跨状外傷　126
子ども虐待対応チーム　65
子どもの救急電話相談　159
誤飲／誤嚥　147, 148, 157, 178
　　——の応急処置　174
誤薬　147
高エネルギー外傷　140, 144
高吸水性樹脂　170, 174
高体温　194
抗菌薬含有軟膏　27, 32
抗破傷風ヒト免疫グロブリン　203
口腔断面図　101
口腔内外傷　98, 102
交互点滅対光反射試験　89, 90
交通事故　3, 109, 118, 144
咬合異常　96
咬合不全　85
虹彩脱出　91
拘縮　167
骨折　6
　　——パターン　131
骨端症　138

さ
サーモガード®システム　195
鎖骨骨折　115
挫創　6, 82
挫滅創　199
擦過傷　82
三大動物咬傷　199

し
シートベルトサイン　118
シーネ固定　132
シバリング　195
ショック　161

死因　2
歯科ネグレクト　105
歯牙損傷　98, 99, 103
止血　141
四肢外傷　6, 7
視診　74
視力障害　83, 96
視力測定　89
脂肪塞栓症候群　141
次亜塩素酸ナトリウム　156
耳下腺管損傷　86
耳介血腫　93
耳介変形　94
耳介裂傷　88, 92
耳痛　186
耳漏　186
事故予防　56, 61, 106
　　——アプローチ　58
　　——プロジェクト　59
自傷行為　147
児童相談所　152
膝関節　142
湿球黒球温度　196
実質臓器損傷　117, 120
尺骨骨折　135
受傷機転　14
　　——の分類　73
受診時間　14
出血　111, 141
循環不全　113
初期輸液　161, 163
傷害情報　57
傷害パターン　61, 62
小児二次救命処置（PALS）　9, 38, 192
上顎骨骨折　96
上唇小帯裂傷　104
上腕骨顆上骨折　133
上腕骨外顆骨折　134
上腕骨骨幹部骨折　132
蒸散冷却　195
進行性頭蓋骨骨折　67
新鮮凍結血漿　46
心タンポナーデ　114
腎代替療法　150

す
スキンステープラー　29, 30

索引

ステリーテープ　24, 25
ストッキネット　132
スポーツ外傷　109, 142
スルファジアジン銀　165
頭蓋骨骨折　5, 67
頭蓋底骨折　67, 83, 96
水酸化ナトリウム　156
垂直マットレス縫合　17
睡眠薬　147
髄液耳漏　83
髄液鼻漏　83
髄液漏　96

せ
セフトリアキソン　203
性虐待　125, 127, 128
精巣捻転　126
精巣破裂　126
成長板　138
生理的狭窄部位（食道の）　171
穿孔性眼外傷　91
前十字靱帯損傷　142
前房出血　92
全身管理　160, 166
全身状態の評価　15
全身性痙攣　154
全身麻酔　37
喘鳴　169, 177

そ
ソルコセリル®軟膏　165
蘇生処置　178
創
　　──処置　14, 19
　　──の洗浄　16, 199, 202
　　──の評価　15
相対的瞳孔求心路障害　83, 89

た
たばこ　154, 155
ダーマボンド®　26, 28
ダッシュボード損傷　138
多発外傷　109
打撲　6
大量輸血プロトコール　49
大腿骨遠位端骨折　142
大腿骨骨幹部骨折　142
第一印象　9
脱落歯　103
単純縫合　17

ち
チェックバルブ　181
チャンス骨折　118
チョークサイン　178
知覚神経簡単チェック法　132
致死的胸部外傷　110, 115
窒息　3
肘内障　6, 130, 134
長期介在異物　179
聴力の低下　186
鎮静　15, 34, 40, 41, 114
　　──薬　38
鎮痛　15, 34, 114
　　──薬　36

て
テガダーム™　23
テトラカイン塩酸塩　33
デブリドマン　165, 199, 202
デュオアクティブ®CGF　23
デュオアクティブ®ET　23
低エネルギー外傷　141
低酸素血症　111
溺死および溺水　3
転倒　125
転落　109, 118

と
トキシックショック症候群　166
トノペン®　90
トライエージ®DOA　151
トリクロホスナトリウム　38
トレックス®ガーゼ　164
ドルミカム®　88
橈骨遠位端骨折　136
橈骨神経　132
橈骨頭脱臼　135
糖質入りリンゲル液　162
疼痛の評価　35
頭部外傷　5, 6, 65, 76
　　虐待による──　12
　　軽症──　70
　　──の頭部CT検査　71
　　──の特徴　67
頭部打撲　78
動物咬傷　198, 203
鈍的外傷　109, 126

な
内臓痛　118

軟膏　32

に
ニコチン　155
二次性傷害　68
二次評価（PALS）　9
日本中毒情報センター　154
入院　165
乳歯列　100
尿検査　119
尿道・陰茎の評価　126
尿道損傷　126, 127
尿のアルカリ化　150

ね
ネグレクト　55
ネコ咬傷　199
熱痙攣　193
熱失神　194
熱射病　194
熱傷　159, 164, 165
　　──深度　163
　　──の分類　164
　　──面積　162, 163
熱中症　192, 193, 194
　　──弱者　192
　　──分類　193
熱疲労　194

の
濃厚血小板　47
脳腫脹　68
脳震盪　77, 78
脳性ナトリウム利尿ペプチド　49
膿性鼻汁　186

は
ハイドロコロイド　22, 23
ハイドロサイト◇プラス　23
ハンドル損傷　122
バーサカム®　90
バイタルサイン　118
バトル徴候　67, 83, 96
パンオプティック™　90
パンダの眼徴候　67, 83, 96
跛行　139, 141, 144
破傷風トキソイド　203
歯の正常構造　99
歯ブラシ　174
　　──外傷　98, 99, 101
肺エコー　113

209

肺挫傷 111
背臥位蛙足肢位 127
敗血症 195
白色ワセリン 32
発熱 177
瘢痕 167

ひ
ヒト咬傷 199
びまん性軸索損傷 68
皮下埋没縫合 17
皮膚接合用テープ 24
皮膚用接着剤 26, 27
非固着性吸収ドレッシング 22
非手術的治療 121
非侵襲的陽圧換気療法 112
被覆材 24, 165
鼻腔異物 185, 186, 188, 190
鼻骨エコー 95
鼻骨骨折 95
鼻出血 94, 186
鼻中隔血腫 88
鼻閉 186
鼻涙管損傷 86
漂白剤 157
病歴聴取 14

ふ
フィブラスト®スプレー 164
フェンタニル 36
フルオレセイン染色 90, 91
フレイルチェスト 112
ブドウ球菌 202
ブロメライン®軟膏 165
プロトロンビン時間 46
プロポフォール 38
不感蒸泄 161

不完全骨折 130
不慮の事故 1, 2, 56
腹臥位胸膝法 127
腹水 117
腹痛 117
腹部外傷 117
　　──のCT検査 121
腹膜刺激徴候 117
複視 84, 96

へ
ベビーグラム 142
閉鎖湿潤療法 20, 21

ほ
ボタン電池 170, 172, 173
ポリウレタンフィルム 23
ポリウレタンフォーム 22
保護者への説明 19, 24
母子手帳 198
縫合 16, 102
　　──線離開 67
萌出図表 100

ま
マルトリートメント 55

み
ミダゾラム 38
　　──点鼻投与 88

む
無気肺 111
無血管性壊死 142
虫の除去 188

め
メチルピリドキシン 157
メロリン◇ 23

も
モルヒネ 36

毛細血管再充満時間 12
問診 14, 73, 118

や
薬物中毒 147
　　──の拮抗薬 150

ゆ
輸液 161
輸血 44
　　──関連急性肺障害 48
　　──関連循環過負荷 49
　　──製剤 44, 45
　　──の合併症 48

よ
予測上昇凝固因子活性 46
予防接種 14, 204
　　──スケジュール 200
予防的抗菌薬投与 202

ら
ランドルト環 89

り
リドカイン塩酸塩 33

る
涙道損傷 86

れ
レンサ球菌 202
冷却(熱中症時の) 194
冷水浴 195

ろ
労作性熱中症 195
肋骨骨折 108, 109, 115

わ
ワクチン ☞予防接種
若木骨折 108

編著者 **鉄原健一**（てつはら けんいち）
福岡市立こども病院 集中治療科

2008年	山口大学医学部卒業。北九州総合病院　初期研修
2010年	飯塚病院総合診療科　後期研修
2011年	国立成育医療研究センター総合診療部　レジデント
2013年	国立成育医療研究センター総合診療部，救急診療科　フェロー
2014年	国立成育医療研究センター総合診療部，救急診療科　医員
2015年	国立病院機構災害医療センター救命救急科　医師
2016年	国立成育医療研究センター総合診療部，救急診療科　医員。
	同センター教育研修部　併任
2019年	九州大学病院救命救急センター／小児科 助教
2021年	福岡市立こども病院 集中治療科

BLS，ACLS，JATEC　インストラクター
社団法人こどものみかた　理事
HAPPY（こどもの病歴と身体診察のワークショップ）　ディレクター

こどもの外科救急

定価（本体4,500円＋税）
2019年12月15日 第1版
2021年 4月12日 第1版2刷

編著者　鉄原健一
発行者　梅澤俊彦
発行所　日本医事新報社　www.jmedj.co.jp
　　　　〒101-8718　東京都千代田区神田駿河台2-9
　　　　電話（販売）03-3292-1555　（編集）03-3292-1557
　　　　振替口座　00100-3-25171
印　刷　ラン印刷社

© Kenichi Tetsuhara 2019 Printed in Japan
ISBN978-4-7849-4649-5 C3047 ¥4500E

本書の複製権・翻訳権・上映権・譲渡権・公衆送信権（送信可能化権を含む）は
（株）日本医事新報社が保有します。

JCOPY 〈（社）出版者著作権管理機構 委託出版物〉
本書の無断複写は著作権法上での例外を除き禁じられています。複写される場
合は，そのつど事前に，（社）出版者著作権管理機構（電話 03-5244-5088，
FAX 03-5244-5089，e-mail：info@jcopy.or.jp）の許諾を得てください。

電子版のご利用方法

巻末の袋とじに記載された**シリアルナンバー**で，本書の電子版を利用することができます。

手順①：日本医事新報社Webサイトにて**会員登録（無料）**をお願い致します。
（既に会員登録をしている方は手順②へ）

日本医事新報社Webサイトの「Web医事新報かんたん登録ガイド」でより詳細な手順をご覧頂けます。
www.jmedj.co.jp/files/news/20180702_guide.pdf

手順②：登録後**「マイページ」に移動**してください。
www.jmedj.co.jp/mypage/

「マイページ」

マイページ中段の「電子コンテンツ」より電子版を利用したい書籍を選び，右にある「SN登録・確認」ボタン（赤いボタン）をクリック

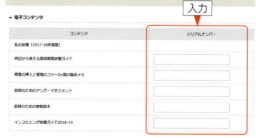

表示された「電子コンテンツ」欄の該当する書名の右枠にシリアルナンバーを入力

下部の「確認画面へ」をクリック

「変更する」をクリック

会員登録（無料）の手順

1 日本医事新報社Webサイト（www.jmedj.co.jp）右上の**「会員登録」をクリック**してください。

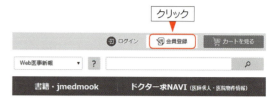

2 サイト利用規約をご確認の上（1）**「同意する」にチェック**を入れ，（2）**「会員登録する」をクリック**してください。

3 （1）**ご登録用のメールアドレスを入力**し，（2）**「送信」をクリック**してください。登録したメールアドレスに確認メールが届きます。

4 確認メールに示された**URL（Webサイトのアドレス）**をクリックしてください。

5 会員本登録の画面が開きますので，**新規の方は一番下の「会員登録」をクリック**してください。

6 会員情報入力の画面が開きますので，（1）**必要事項を入力**し（2）**「（サイト利用規約に）同意する」にチェック**を入れ，（3）**「確認画面へ」をクリック**してください。

7 会員情報確認の画面で入力した情報に誤りがないかご確認の上，**「登録する」をクリック**してください。